AF401238

DU

SIÉGE RÉGIONAL DES TUMEURS

CONSIDÉRÉ

COMME ÉLÉMENT DU DIAGNOSTIC

ÉTUDE DE STATISTIQUE

PAR

MANUEL BARROS BORGOÑO,

Docteur en médecine de la Faculté de Paris.

PARIS

LIBRAIRIE MEDICALE DE LOUIS LECLERC

O. BERTHIER, SUCCESSEUR

104, Boulevard Saint-Germain, 104

1879

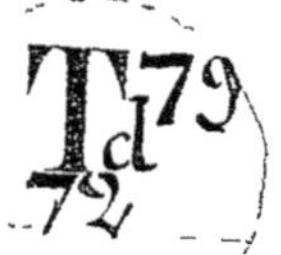

DU

SIÉGE RÉGIONAL DES TUMEURS

CONSIDÉRÉ

COMME ÉLÉMENT DU DIAGNOSTIC

ÉTUDE DE STATISTIQUE

PAR

MANUEL BARROS BORGOÑO,

Docteur en médecine de la Faculté de Paris.

PARIS

LIBRAIRIE MÉDICALE DE LOUIS LECLERC

O. BERTHIER, SUCCESSEUR

104, Boulevard Saint-Germain, 104

1879

DU

SIÉGE RÉGIONAL DES TUMEURS

CONSIDÉRÉ

COMME ÉLÉMENT DU DIAGNOSTIC

Depuis les travaux de l'école histologique, l'étude des tumeurs a fait un pas immense au point de vue anatomique. Dans les traités d'histologie pathologique, elles se trouvent aujourd'hui classées méthodiquement, d'après les caractères, qu'elles présentent au microscope, et d'après leur mode d'évolution. En est-il de même au point de vue clinique? Malheureusement non. Souvent le chirurgien est obligé de se borner, encore actuellement, au diagnostic vague de tumeur bénigne ou maligne. Et cependant il importe énormément qu'avant de se décider à un traitement chirurgical, il soit fixé sur la nature de la tumeur à laquelle il a affaire.

Parmi les nombreux éléments de diagnostic qui sont à la disposition du chirurgien, nous pensons qu'il y en a un, dont il pourra tirer parti. Nous voulons parler du point de repère qu'offre *le siége* de la tumeur au jugement du chirurgien. La région qui a donné naissance à la tumeur peut-elle servir à en préjuger la nature? Cet élément peut-il entrer en ligne de compte dans le diagnostic ? Voilà la question que nous nous sommes posée et sur laquelle nous nous proposons d'appeler une attention particulière.

Les anatomo-pathologistes ont fait remarquer avec raison que toute région n'est pas également propre à l'éclosion d'une tumeur donnée. « Chaque espèce de tumeur, dit Virchow (Pathologie des tumeurs, p. 65), ne peut également se développer dans tous les organes ; bien plus, nous savons pour quelques-unes d'entre elles qu'elles ont des *sièges de prédilection* en de points qui ne se distinguent nullement par des fonctions physiologiques spéciales, mais dont les particularités résident dans leur disposition anatomique, leur situation ou leur forme ; le type du développement de l'organe détermine donc ici, jusqu'à un certain point la nature de ce qui procédera de lui. Ce fait ressortira encore davantage, lorsque les diverses tumeurs seront traitées en détail. On se convaincra alors que dans certains organes on ne rencontre presque jamais certaines tumeurs, tandis que dans ces mêmes organes, on observe très-fréquemment d'autres tumeurs qui, à leur tour, ne se développent presque jamais dans d'autres organes. »

Partant de ce fait d'observation que telle région,

par suite d'une cause ou d'une autre, est prédis-
posée au développement d'une espèce particulière
de tumeur, nous nous sommes demandé si, en faisant le relevé d'un nombre relativement considérable
de tumeurs dont l'histoire clinique est corroborée
de l'examen histologique, on ne pourrait pas faire
servir ces faits au diagnostic clinique des tumeurs.
En d'autres termes, est-il vrai, en tenant compte
des faits publiés et observés au microscope, que les
tumeurs ont des *siéges de prédilection* et cette donnée
fournira-t-elle un point de repère certain au jugement du chirurgien ? Voici comment Lücke s'exprime à cet égard : « Une expérience clinique bien
étendue nous amène à un résultat des plus avan-
tageux ; c'est d'avoir appris à reconnaître le carac-
tère d'une tumeur, rien qu'à considérer la région
anatomique dans laquelle elle s'est développée.
C'est là un progrès, qu'on pourrait établir le plus
sûrement par des statistiques. On l'a déjà fait pour
certaines régions en particulier. La fréquence pré-
pondérante avec laquelle le carcinome épithélial
prend naissance à la lèvre inférieure ou celle avec
laquelle le carcinome se développe sur le sein de la
femme; le fait que l'utérus est un terrain de prédilection pour les myomes et les fibromes : ce sont là
des faits qui sont d'un secours bien connu et d'une
grande valeur pour le diagnostic. Une fois que
nous sommes en possession de cet élément, il ne
nous manque plus que quelques autres symptômes

pour que nous soyons à même de poser un diagnostic certain sur la nature de la tumeur.. . .

. . . .

« Citons un autre exemple. Je ne le prends pas dans la série des véritables tumeurs, mais dans celle des kystes. Je veux parler des kystes dermoïdes. Les kystes dermoïdes sont liés à certaines régions déterminées : ligne médiane de la tête, voisinage de l'œil, côté latéral du cou, testicule, ovaire. Si vous trouvez des kystes dans ces régions vous pouvez soutenir presque aveuglément que ce sont des kystes dermoïdes et vous aurez presque toujours raison.

« Dans la région de l'angle de la mâchoire, nous trouvons une forme de tumeur très-fréquente ; ce sont les enchondromes. Tantôt ils sont sous-cutanés, tantôt en connexion avec la glande parotide, plus rarement avec la glande sous-maxillaire. Ils ne sont jamais en rapport direct avec le cartilage ; il faut donc les considérer comme des tumeurs hétérotopiques ; mais leur apparition dans cette région est si fréquente qu'au point de vue du diagnostic, on peut en tenir un grand compte.

« Nous trouvons encore dans la région de l'échancrure sciatique, sous la fesse, d'une façon étonnamment fréquente, des myxomes, qui marchent en se développant du côté de l'intérieur du bassin, entament le sacrum et paraissent parfois sous la forme de myxome lipomateux.. . . . .

« Une région particulièrement favorable aux tumeurs est la région crurale. Les myxomes lipomateux n'y sont pas rares ; ils alternent avec les lipomes purs. C'est un terrain classique pour les ostéosarcomes parostéaux (c'est-à-dire développés dans les tissus voisins de l'os). La plupart des cas de cette dernière espèce, que j'ai vus moi-même, et de ceux qu'on trouve cités par les auteurs ont été observés dans cette région. Je mentionnerai, en outre, que j'ai extirpé aussi dans cette région un grand adénome kystique, situé profondément et sans connexion avec la peau.

« Nous trouvons dans le creux axillaire, chez les femmes, sans relation intime avec la glande mammaire, et de laquelle nous arrivons aisément à les isoler, des tumeurs que nous pouvons désigner constamment sous le nom d'adénomes...

« Cette apparition réitérée de tumeurs semblables, dans certaines régions, pouvant nous être d'un grand secours pour le diagnostic, nous porte à penser qu'il ne s'agit pas là d'un simple hasard, mais de quelque chose de constant, quoique à l'heure actuelle, les causes dernières n'en soient pas connues. » (Lücke-Samml. Klinisch. Vortræge von Rich. Volkmann, n° 97.)»

Il existe dans la science peu de travaux qui aient trait à la fréquence relative des différentes espèces de tumeurs, et surtout au siége de prédilection de chaque tumeur en particulier. Quelques statistiques générales tendent à déterminer le nombre relatif des néoplasmes. Virchow (Traité des tumeurs, p. 77) cite la statistique de Tanchou : « Il s'agit de gens qui ont succombé à des tumeurs malignes ou cancéreuses, et inscrits comme tels sur les registres pour les années 1830-1840. Le nombre des cas est de 9118, parmi lesquels, le nombre des tumeurs siégeant dans l'utérus est de 2996, c'est-à-dire 32,8 p. 100. Puis viennent immédiatement après les affections de l'estomac, au nombre de 2303, c'est-à-dire 25,2 p. 100 ; ainsi un quart. Le sein figure pour 12,6 p. 100, puis le foie pour 6,9, le rectum 2,4 et les autres parties de l'intestin pour 1,6 p. 100. »

Au point de vue de la fréquence des tumeurs et de la mortalité, cette statistique peut donner une idée approximative des produits morbides ayant amené la mort, et des divers organes affectés de préférence à d'autres. Mais en ce qui concerne la fréquence relative des différentes tumeurs dans tel et tel organe, elle ne donne aucun renseignement utile, puisque les néoplasmes bénins n'y sont pas même mentionnés. La même remarque s'applique aux statistiques que nous allons citer ; elles offrent des données exactes sur l'échelle de fréquence des tumeurs malignes dans certains organes. Ainsi la statistique de Marc d'Espine (Virchow, ibid.) donne la proportion suivante des différents organes atteints :

Estomac,	399 fois	= 45	p. 100
Utérus,	139 —	= 15	—
Foie, etc.,	93 —	= 12	—
Sein,	76 —	= 8,5	—
Gros intestin et intestin grêle,	30 —	= 3,3	—
Rectum,	25 —	= 3	—
	889 cas.		

Ce petit nombre d'organes représente presque la somme totale de 87 p. 100.

La statistique, qu'a établie Virchow lui-même d'après ses propres observations, n'échappe pas à la remarque faite plus haut ; elle éclaire sur la fréquence des tumeurs malignes dans les divers organes ; mais voilà tout. Voici cette statistique portant sur des cas observés de 1852-1855.

Estomac,	34,9 p. 100
Utérus-vagin, etc.	18,5 —
Gros intestin et intestin grêle,	8,1 —
Foie et autres,	7,5 —
Sein	4,3 —

Virchow conclut de ces chiffres que les organes revêtus d'une surface molle, exposés aux violences, tels que les orifices des cavités naturelles sont plus fréquemment atteints de tumeurs malignes que les autres organes.

Gurlt (Archiv fuer Klini. Chirurg. von Langenbeck, 1860, p. 141) cite une statistique de W. Sibley, qui a relevé 520 cas de carcinomes observés dans Middlesex Hosp. (Méd. Chirurg. Transact., vol. 42, 1859). Sibley, déterminant le siége de la tumeur, est arrivé au résultat suivant :

	Hommes.	Femmes.
Sein,	1	191
Utérus,		156
Vulve, Clitoris, etc.,		13
Ovaires,		2
Pénis,	6	
Scrotum,	2	
Testicules,	4	
Lèvres, bouche, etc.,	27	3
Langue,	9	5
Tonsille, palais, parotide,	5	1
Œsophage,	2	1
Estomac, intestin, etc.,	9	5
Rectum,	4	7
Anus,	4	1
Nez, visage, cuir chevelu,	10	9
Peau de diverses régions,	5	5
Os,	9	6
Muscles, tendons,	1	2
il,	2	1

Etc., etc.

Ce tableau, tout comme les autres, ne peut guère servir à préciser la fréquence relative des tumeurs, puisqu'il ne porte que sur les carcinomes, et que le siége de ces derniers n'est même pas exactement délimité, les tumeurs malignes de la peau étant cités en bloc, ainsi que celles des os et des muscles.

Baker (Méd. Chir. Transact., vol. 45, année 62) donne une statistique des carcinomes, basée sur 500 cas, qui ont été observés dans la clinique de Paget (1843-1861). Cette statistique, comme les précédentes est de date assez reculée, avec un diagnostic histologique peu précis, et ne reposant que sur une seule espèce de tumeur.

Bryant (*Guy's Hosp. Report*, vol. IX, 1863) donne une statistique de lipomes portant sur 85 cas, dont 73 femmes et 22 hommes. En outre, il relate 4 cas de sarcome et 12 cas d'enchondrome. Les mêmes remarques que nous avons faites précédemment pourraient s'appliquer aux relevés de Bryant,

Au point de vue où nous nous plaçons, les statistiques suivantes de H. Demme et de O. Weber (Lüecke Handbuch der allgem. et speciellen chirurg. von Pitha et Billroth, p. 42, 1867), sont bien plus importantes.

H. Demme donne le total de 1,145 cas de diverses espèces de tumeurs, qui se répartissent ainsi :

Orifices divers,	24.7	p. 100
Peau (sans les orifices),	15.0	—
Système osseux,	14.8	—
Glandes en général,	13.6	
Glandes de la génération,	10.3	—

Tissus connectifs sous-cutanés,
muscles, vaisseaux, nerfs,   5.2   —
Œil et orbite,   4.4   —
Voies urinaires,   3.1   —
Encéphale, diploé des os du crâne,   2.9   —

C.-O. Weber dresse l'échelle de fréquence suivante, en ce qui concerne la prédisposition des différents organes à produire des tumeurs :

Organes de la bouche avec mâchoires,   217 cas.
Glandes,   174   —
Os (sans la mâchoire),   161   —
Peau,   95   —
Glande de la génération,   86   —
Poumons,   64   —
Nez, pharynx, cavités maxillaires,   56   —
Tissu connectif sous-cutané et inter-
musculaire, muscles, nerfs,   51   —
Yeux et organes voisins,   41   —
Organes génitaux (avec l'utérus),   31   —
Intestins et anus,   13   —
Organes urinaires,   13   —
Encéphale,   13   —

Mais il y a encore divers reproches à formuler au sujet de ces deux statistiques. Elles sont de date assez reculée : celle de Demme a été faite en 1863, et comprend des cas observés par son père, pendant un espace de 25 ans. Celle de O. Weber date de 1859. Or, à cette époque, le diagnostic histologique a été souvent fait d'une façon imparfaite.

En outre, O. Weber avertit que les cas qu'il rapporte, quoique au nombre de 740, n'ont pas été tous vus par lui-même ; mais il y en a qui ont été observés antérieurement dans la clinique de son prédécesseur, M. Wurtzer. Autres défauts : ces tableaux ne déterminent pas la classe des tumeurs, c'est-à-dire leur nature et ne mentionnent pas plus la proportion des diverses espèces de néoplasmes dans une région donnée.

Il y a donc bien des points obscurs sur le siége de prédilection des diverses tumeurs et surtout sur la fréquence relative des différents produits morbides dans une certaine région. Les statistiques qu'on possède actuellement ne jettent guère de lumière sur la question. Hâtons-nous d'ajouter que des statistiques partielles ont été faites depuis pour quelques régions en particulier. Ainsi, sur 70 cas d'épithéliome des lèvres, réunis par Heurtaux, on trouve 62 observations d'épithéliome de la lèvre inférieure, 6 de la lèvre supérieure et une de la commissure (Follin).

O. Weber a dressé des statistiques partielles pour la face et surtout pour les maxillaires. Nous en parlerons avec détails, quand nous traiterons des néoplasmes des divers régions de la face.

Bornons-nous ici à constater que ces statistiques comportent encore quelques défauts. O. Weber a observé peu de cas par lui-même ; mais il a ramassé les observations dans les recueils chirurgicaux.

Pour les maxillaires, par exemple, il a pris 185 observations dans le livre de Heyfelder, qui est très-vieux, d'où diagnostic histologique douteux ou peu précis.

On voit donc que les statistiques ayant cours actuellement donnent peu de résultats quant à la question de *siége et de fréquence relative* des tumeurs. Pour ce qui concerne le sexe et l'âge, on n'est guère plus avancé. Les statistiques, tout comme plus haut, ne portent ordinairement, que sur les tumeurs malignes. D'une manière générale, d'après les relevés de Virchow, les tumeurs se rencontrent le plus fréquemment de 30 à 70 ans, et surtout de 50 à 70 ans. Le jeune âge est prédisposé aux sarcomes, tandis que l'âge plus avancé produit de préférence des carcinomes et des épithéliomes.

Quant au sexe, O. Weber donne la proportion suivante de l'homme à la femme : 64 à 36 ; Demme, 58.51 pour l'homme, et 41.49 pour la femme, p. 100. Cette dernière est principalement affectée du cancer de l'utérus et du sein. Mais remarquons que toutes ces statistiques n'ont été établies que d'après les relevés faits sur les registres ou tables de mortalité. Elles ne disent absolument rien quant à la fréquence relative des diverses tumeurs à tel et tel âge, pour l'homme et pour la femme.

Convaincu que les notions de siège, d'âge et de sexe, reposant sur des statistiques précises et éten-

dues, peuvent aider au diagnostic chirurgical des
tumeurs, nous nous proposons, dans le présent travail, d'établir la fréquence relative de chaque produit morbide dans une région donnée, ainsi que
l'âge et le sexe atteints de préférence par chaque
néoplasme. Les observations qui serviront de base
aux relevés que nous donnerons, n'ont pas été
prises au hasard, ou ramassées dans divers recueils
chirurgicaux, où l'on ne publie généralement que
les cas exceptionnels.

C'est pendant un séjour prolongé, que j'ai fait à
Berlin et à Leipsick, que j'ai pu réunir 2000 observations environ. Voici comment : dans les cliniques
allemandes, l'histoire du malade est consignée
dans des Archives. Là se trouvent toutes les observations qui se rapportent aux cas soignés
dans le service, ainsi que les résultats de l'examen histologique du néoplasme, qui est fait par
le chef de clinique (*assistant*) ou bien dans le laboratoire même d'anatomie pathologique. C'est à
la clinique de MM. Langenbeck et Bardeleben,
à Berlin, et à celle de Thiersch à Leipsick, que
nous avons recueilli tous les documents de nos
2000 observations. Nous remercions ici publique-
ment MM. les professeurs Langenbeck, Bardeleben
et Thiersch, de la bienveillance avec laquelle ils
ont mis les Archives à notre disposition.

Mais ce n'est pas là tout, ce qui a servi de base à
notre travail. Nous avons mis à profit des comptes-

rendus prêtant toutes sortes de garanties, grâce aux noms de ceux qui les ont publiés. Il suffit de citer Billroth, Esmarch, Israël, (ce dernier faisant partie du service de Langenbeck dans l'hôpital israélite de Berlin.)

Les statistiques telles que nous les établirons ne sont pas, tant s'en faut à l'abri de tout reproche. Elles sont encore incomplètes, parce qu'un service d'hôpital ne contient pas tous les états morbides, qui existent dans une population. D'un autre côté, la proportion des tumeurs malignes est forcément exagérée, pour la simple raison que bien des individus atteints de néoplasmes bénins ne se présentent souvent pas au chirurgien, leur présence ne causant que peu ou point de gêne et aucune infirmité. D'autres malades n'ont fait que passer à la consultation, et comme on n'y prend pas les observations, ils ont échappé aux relevés statistiques.

Ici se présente la question d'âge et de sexe ; il est très-difficile de savoir la date précise à laquelle le néoplasme s'est développé. Le plus souvent le porteur du produit morbide ne demande le secours du chirurgien que quand la tumeur le gêne d'une façon quelconque. D'un autre côté on ne peut s'en rapporter au dire du malade, surtout pour les tumeurs bénignes qui ont une évolution très-lente et qui n'ont pas, quelquefois pendant longtemps, attiré l'attention de l'individu qui en est atteint. Pour ces

diverses raisons nous avons préféré prendre l'é-
poque où le malade s'est présenté au chirurgien ;
de cette manière, on a un point de comparaison
relativement exact. Quant au sexe, il y a encore
des erreurs inévitables, puisque les services de
chirurgie ne comprennent pas généralement le
même nombre de lits pour les hommes et les
femmes.

Nous aurions pu augmenter de beaucoup la série des observations de tumeurs en compulsant les
faits publiés dans les diverses revues chirurgicales.
Mais, bien que notre statistique ne porte pas sur
un chiffre assez élevé, en comparaison de quelques
statistiques qu'on a établies pour certaines régions,
nous avons mieux aimé nous en tenir aux cas qui
se sont présentés dans les cliniques, que nous allons indiquer. En voici la raison : les observations
de tumeurs, publiées dans les journaux médicaux
ne sont la plupart du temps que des faits exceptionnels, et, en les ajoutant aux nôtres, nous aurions détruit toute proportion entre les diverses
espèces de néoplasmes qu'on rencontre dans les
services des hôpitaux. L'erreur qui résulte de ce
que tous les malades ne viennent pas se faire soigner à la Clinique, est déjà assez notable pour qu'on
ne l'augmente pas encore en réunissant les cas
isolés.

Nous allons maintenant indiquer brièvement les

sources où nous avons puisé les éléments de nos statistiques :

1° Clinique de Langenbeck (Berlin). Toutes les tumeurs depuis 1860-1875 (*inédit*). En outre, compte-rendu, publié par Kroenlein (1er mai 1875 au 30 juillet 1876).

2° Clinique de Bardeleben (Charité de Berlin). De 1868-1875 (*inédit*).

3° Thiersch (Leipsick, 1873 à 1877, *inédit*).

4° *Publications* : Billroth : in Langenbeck's Archiv für Klin. Chirurg.; in Chirurg. Erfahrungen (Zürich, 1860-67).

5° Billroth.' In Chirurg. Klinik. Wien 1868-69-70 (Erfahrung. aus der Klin. Chirurg.).

6° Chirurg. Klinik des Herrn. Geh. Rath, prof. Esmark an der Kœnig. Universitaet zu Kiel, 1875, von H. Waitz. — Langenbech's Archiv, tome 21.

7° Dr James Israël in Berlin. Bericht über die chirurg. Abtheil. des judisch. Krankenhauses zu Berlin (1er janv. 73 ; 1er octob. 75, service de Langenbeck, in Langenbeck's Archiv, tome 20).

8° Schüller. Die Chirurg. Klinik zu Greifswald im Jahre, 1876 (service de Hueter), (Zeitschrift fuer Chirurg. von Hueter und Lücke, tome 8).

9° Luecke 345 tumors. Bericht ueber die Chirurg. Universitaet's Klinik in Bern (de Pâques 1865 à Pâques 1872).

10° Langenbeck's Archiv, tome 12 (Chirurg. und

Onkolog. Erfahrung. von Dr Ernst Küster. (Service de Wilms à Berlin) ; les examens histologiques ont été faits au laboratoire de Virchow.

***

Avant de commencer l'étude spéciale de chaque région, nous allons dire quelques mots sur la manière dont nous avons disposé les matériaux qui ont été à notre service. Mais d'abord, nous n'avons pas voulu faire un travail d'ensemble dans lequel fussent compris toutes les régions du corps et tous les organes de l'économie. Nous nous sommes limité aux tumeurs qui sont spécialement du domaine du chirurgien. Nous avons laissé de côté les cas de tumeurs de l'encéphale, du poumon, du foie, de l'estomac, pour ne nous occuper que des tumeurs qui apparaissent à la surface du corps. Nous n'avons fait que quelques exceptions pour les néoplasmes qui se développent aux extrémités du tube digestif et dans les organes génito-urinaires.

En général, nous avons suivi les divisions du corps en régions, telles que nous les donnent les traités d'anatomie topographique, mais sans faire la distinction si la tumeur s'est développée dans tel ou tel tissu. Ce point est souvent très-difficile à établir. Ainsi quand nous parlerons des tumeurs de la région scapulaire, nous ne dirons pas si les sarcomes qui s'y sont développés ont leur origine dans la peau, dans le tissu sous-cutané, dans les apo-

névroses ou dans les os mêmes. Mais cette distinction étant plus facile à faire dans les membres, nous
avons tâché de séparer les produits morbides
des os des tumeurs des parties molles. Du reste,
partout où les tumeurs d'un organe peuvent être
aisément délimitées, nous nous sommes efforcé de le
faire. En traitant des tumeurs du cou, nous avons
parlé à part du corps thyroïde et de l'œsophage.
En nous occupant de la face, nous en avons fait
autant de la parotide ; dans la région pectorale, de
la glande mammaire.

Voici quelle est la classification que nous avons
adoptée. La plupart des pathologistes font rentrer
la tuberculose et la syphilis dans les tumeurs ; nous
n'avons pas pensé devoir en faire autant. Voici
pourquoi : l'idée qu'on se fait en clinique de la
tumeur ne se rapporte pas à ces deux maladies ;
d'un autre côté, au point de vue anatomo-patholo-
gique pur on peut considérer les processus de la
tuberculose et de la syphilis comme des modalités
de l'inflammation chronique.

Nous avons adopté la classification la plus con-
forme aux idées reçues et basée sur la forme histologique de la tumeur.

Quelques mots d'explications pourtant au sujet
du mot *carcinome* : sous ce nom nous avons inscrit
les formes de tumeurs désignées ordinairement
sous le nom de carcinomes, mais nous y avons
joint les formes dites épithéliomes ou cancroïdes.

Nous nous sommes servi du mot carcinome, faute de mieux, pour traduire celui de *Krebs* employé dans la terminologie allemande.

Ce terme a pour les pathologistes d'outre-Rhin un sens histologique particulier. Depuis les travaux de Thiersch et Waldeyer sur le développement du carcinome, il s'est produit dans la science une tendance cherchant à assimiler les épithéliomes avec les carcinomes. Les uns et les autres ne pourraient se développer que dans des organes pourvus d'épithélium. C'est là leur point de départ. Mais tandis que dans les épithéliomes purs la forme de l'épithélium qui a servi de tissu-mère serait conservée, dans le carcinome la forme s'éloignerait du type fondamental : de là la division en épithéliomes *typiques* et *atypiques* (métatypiques de M. Malassez). Les premiers seraient aux seconds ce que le fibrome est aux sarcomes embryonnaires. En Allemagne, on emploie le plus souvent le mot *Krebs* (terme purement clinique) pour désigner une espèce nosologique particulière, les tumeurs malignes dérivées du tissu épithélial. C'est pour cette raison que nous ne nous sommes pas servi du mot cancer, qui en France a désigné, non une forme histologique spéciale, mais plutôt les tumeurs à forme maligne en général. Du reste, cette dénomination a déjà été donnée par M. Lancereaux dans son Traité d'anatomie pathologique où il parle des carcinomes épithéliaux et des carcinomes glandulaires.

En passant à l'étude des régions en particulier, nous commencerons par la tête. Pour chaque région ou pour chaque organe nous dresserons un tableau que nous ferons suivre de quelques observations relatives aux cas consignés. Nous avons tâché de rendre nos tableaux aussi simples et aussi instructifs que possible, tout en y faisant rentrer les détails concernant l'âge et le sexe. Mais pour quelques observations, qui ont manqué d'indications précises, nous n'avons fait que les ajouter au total, en avertissant d'ailleurs par une remarque.

TETE ET FACE.

RÉGION PARIÉTALE ET OCCIPITALE.

	0	10	20	30	40	50	60	70	H	F	T
Sarcome	1	1	4	4	»	1	»	»	8	3	11
Enchondr.	»	»	»	»	»	1	»	»	1	»	1
Lipome	»	»	»	»	»	1	»	»	»	1	1
Angiome	2	2	3	»	1	»	»	»	4	4	8
Carcinom	»	»	»	2	»	»	»	»	1	1	2
Kyste	2	1	6	6	5	4	6	»	16	14	30
Total									30	23	53

Le nombre des kystes cités dans le tableau est excessivement minime relativement aux autres tumeurs, quoiqu'on pût croire d'après les faits indiqués ci-dessus que cette tumeur fût à peine aussi fréquente que les sarcomes par exemple. Pour se former une idée approximative de la fréquence des kystes, il suffit de dire qu'à la clinique de Langenbeck, dans l'espace de quinze mois, il s'est présenté un total de 70 kystes athéromateux ou autres de la tête, tandis que l'on a observé seulement, pendant le même laps de temps, une tumeur qui n'ait pas été un kyste.

Citons le kyste observé par Billroth à l'occiput; il était gros comme une tête d'enfant, il était congénital (Arch. de Langenbeck, tome X). En outre il existe un cas de kyste séreux.

Le lipome observé occupait l'occiput. C'est une tumeur très-rare dans cette région, quoique Bruns parle de cas semblables. On a même vu des cas congénitaux.

Il y a une remarque importante à faire au sujet des *sarcomes*. Des tumeurs citées dans le tableau, deux occupaient la région pariétale. Les deux étaient des sarcomes mélaniques (Billroth et Lücke). Toutes les autres avaient un siége bien précis : elles se trouvaient derrière l'oreille, sur l'apophyse mastoïde et étaient souvent implantées dans le périoste crânien.

L'un des carcinomes consignés plus haut, avait le même siége. Cette tumeur présentait les particularités suivantes : il s'agissait d'un homme de 31 ans (clin. de Langenbeck), qui depuis son enfance avait une verrue à l'apophyse mastoïde. Une blessure de la

verrue avait donné lieu à une plaie qui ne se cica-
trisa pas et qui devint le point de départ d'un
carcinome mélanique. Le sujet est mort après avoir
présenté une élévation thermique de 42°.

Une tumeur très-rare dans cette région, c'est
l'enchondrome que nous mentionnons. C'est un
cas qui s'est présenté à la clinique de Langenbeck.
Il occupait la région pariétale, chez un homme de
56 ans. La tumeur était grosse comme un citron.
Cette tumeur a été niée par Heinecke (Billroth et
Pitha).

Parmi les kystes dermoïdes observés, il y en avait
un qui occupait la région occipitale.

Deux occupaient la région de la grande fonta-
nelle, qui semble être un point d'élection pour cette
tumeur. Dans un cas de Giraldès (*Gaz. de Paris*,
n° 42, 1866), la tumeur occupait la même place.
Même siége dans deux cas cités par Bruns (Handbuch der pratischen Chirurgie, 1854). On peut y
ajouter quelques observations de Hewett, Prescott,
(St-Georges Hosp. Rev., 1870).

Le nombre des tumeurs sanguines est évidem-
ment trop peu considérable. Leur fréquence est en
réalité plus grande. Elles sont soignées ordinairement aux consultations (Poliklinique).

Dans cette région on a observé aussi des fibromes. Bruns en cite deux cas. Ordinairement c'est
du molluscum qu'il s'agit, et ces fibromes se présentent simultanément dans plusieurs régions du

corps (cas d'Amussat, de Lebert, de Virchow, Pick). Robert et Thirion ont décrit des cas semblables sous le nom d'*hyoertrophie du cuir chevelu* (18-20 ans). On y trouve aussi des ostéomes, et, même on a décrit des tumeurs osseuses indépendantes de l'os crânien (2 cas de Virchow, Pathologie des tumeurs).

FRONT.

	0	10	20	30	40	50	60	70	80	90	H	F	T
Sarcome..	»	»	»	1	»	1	»	»	»	»	1	1	2
Fibrome...	»	»	1	1	»	»	»	»	»	»	2	»	2
Lipome ...	»	»	»	2	1	1	»	»	»	»	3	1	4
Exost.....	»	»	»	»	»	»	»	»	»	»	»	»	1
Angiome..	3	2	»	»	»	»	»	»	»	»	»	»	5
Carcinom..	»	»	»	»	1	4	7	4	»	»	4	12	16
Kyste.....	2	3	2	»	»	»	»	»	»	»	4	3	7
Total.........											14	17	37

Des deux fibromes que nous mentionnons, l'un était un molluscum lypomateux (Billroth); il avait envahi tout le front. Ces tumeurs sont rares au front dans notre tableau, elles ne forment que la dix-huitième partie du total. Parlons d'une observation de Bruns (*loc. cit.*), dans laquelle un fibrome de la grosseur d'une amande, avec transformation partielle en enchondrome, occupait le front d'une fille de 33 ans, par suite d'un choc violent résultat de la chute sur une pierre.

Les angiomes du front sont déjà plus fréquents; le front est presque sur le même rang que les pau-

pières et les tempes quant à la fréquence de ces
tumeurs, qui ici sont la plupart congénitales.

Quant aux sarcomes et aux lipomes, on voit qu'ils
sont assez rares puisque les premiers font la dix-
huitième partie et les seconds la neuvième partie
de toutes les tumeurs du front. Pour la même raison, on ne peut pas se prononcer sur l'âge et le
sexe.

Les carcinomes du front sont des tumeurs fréquentes; on n'a qu'à comparer nos résultats avec
ceux des statistiques de Weber et de Thiersch. Le
carcinome est surtout d'une fréquence remarquable
entre 60 et 70 ans. Mais ajoutons qu'il en est peut-
être ainsi pour tous les carcinomes de la peau de
la face.

Parmi les kystes, qui ont affecté comme l'indique
le tableau, le jeune âge surtout, il y avait seulement
un fait de kyste séreux (garçon de 6 ans); les autres
étaient des athéromes et deux cas de kystes dermoïdes? (athéromes congénitaux, d'après Billroth,
8 mois et 16 ans).

Dans cette région se présentent aussi des tumeurs
congénitales: des encéphalocèles et des méningo-
cèles, mais nous avons pensé les laisser de côté.
En voici la raison. Ces sortes d'états morbides ne
rentrent pas dans notre cadre, puisqu'ils doivent
être considérés comme des hernies et non comme
des tumeurs dans le sens anatomique du mot.

RÉGION TEMPORALE.

	0	10	20	30	40	50	60	70	80	90	H	F	T
Sarcome ..	1	»	»	»	»	1	»	»	»		1	1	2
Lipome ...	»	»	ᴅ	1	»	»	»	»	»		1	»	1
Angiome..	1	2	»	»	»	»	»	»	»		2	1	3
Carcinome.	»	»	1	»	2	7	6	6	»		10	12	22
Kyste.....	»	1	»	»	»	»	»	»	»		»	1	1
Total											14	15	29

Comme le tableau l'indique, il y a une prédominance presque exclusive du carcinome dans la région temporale : 22 cas de carcinome sur un total de 29 cas de tumeurs observés dans la région. O. Weber (loc. cit. page 126), a déjà appelé l'attention sur la fréquence du carcinome dans la région temporale. La joue et la paupière en sont bien moins fréquemment atteintes.

Quant au sexe et à l'âge, il n'y a pas de remarque particulière à faire, le carcinome apparaît de 40 à 75 et 80 ans ; il y a une légère prédilection pour les gens de 50 à 60 ans. 10 hommes sur 12 femmes.

Les autres productions morbides appartiennent au jeune âge. Les angiomes sont relativement plus fréquents que les sarcomes, les kystes et les lipomes, dont les auteurs ne font guère mention. O. Weber (loc. cit. page 112) parle d'un sarcome de la région temporale, observé chez une femme de 86 ans.

OREILLE.

	0	10	20	30	40	50	60	70	80	90	H	F	T
Angiome..	»	1	»	»	»	»	»	»	»	»	»	1	1
Papillome.	»	»	»	»	»	»	1	»	»	»	1	»	1
Carcinome.	»	»	»	2	2	6	2	5	»		16	1	17
Kyste.....	»	1	»	»	»	»	»	»	»	»	»	1	1
Total............											17	3	20

Le kyste dont nous parlons s'est présenté à la clinique de Hüter, à Greifswald pendant l'année 1876. Il est relativement rare. Il s'agissait d'une fille de 18 ans, qui portait un kyste entre 'anthélix et l'antitragus, depuis son enfance. Extirpée et examinée au microscope, la tumeur a été reconnue pour un kyste dermoïde, qui s'était prolongé dans la profondeur de l'oreille.

L'angiome se présenta chez une petite fille de 1 an ; il devait être congénital, comme le sont la plupart de ces tumeurs.

Les carcinomes qui sont mentionnés dans le tableau sont des carcinomes primitivement développés dans l'oreille. Nous en avons trouvé bien d'autres qui, après avoir débuté dans le voisinage ont, en s'agrandissant, envahi le pavillon de l'oreille. Mais nous avons rapporté ces derniers cas à la région dans laquelle ils ont débuté. Cette remarque s'applique à toutes les tumeurs en général dans chaque région. Nous avons, par contre, trouvé un cas de carcinome primitivement développé dans l'oreille moyenne. Il a été examiné après l'autopsie. C'était chez une femme de 56 ans, admise à la clinique de Billroth.

D'après notre **tableau**, la presque totalité des tumeurs développées primitivement dans le pavillon de l'oreille est représentée par le carcinome : 17 cas sur 20, c'est-à-dire 85 p. 100. En dehors des tumeurs, dont nous avons recueilli les histoires cliniques, il y en a d'autres que nous n'avons pas trouvées et qui ont été citées par les auteurs. Boyer parle d'uncas d'hypertrophie énorme del'oreille.

On rapporte aussi quelques cas d'enchondrome. Mais, en général, les auteurs sont d'accord pour dire que les carcinomes sont des tumeurs rares dans le pavillon de l'oreille (Troeltsch, Duplay).

On ne connait qu'un cas de fibrome. Triquet (Traité pratique des maladies des oreilles) en rapporte un cas ; la tumeur était implantée à la face postérieure du pavillon.

Une autre espèce de tumeur, dont nous n'avons pas trouvé d'analogue, c'est la *tumeur fibreuse du lobule* de l'oreille, dont M. Dolbeau a présenté deux exemples à la Société de chirurgie (1869). Elle a été considérée comme une chéloïde cicatricielle et était peut-être due à l'action irritante des boucles d'oreilles. En tout cas, l'affection dont il s'agit, appartiendrait en propre à la femme, tandis qu'il est facile de voir que le carcinome a une prédilection marquée pour le sexe masculin. (16 hommes sur 1 femme.)

NEZ.

	0	10	20	30	40	50	60	70	80	90	H	F	T
Sarcome..	»	»	»	»	»	»	1	»	»		»	1	1
Fibrome..	2	»	»	»	»	»	»	»	»		1	1	2
Angiome..	9	2	1	»	»	»	»	»	»		7	5	12
Carcinome.	»	»	1	4	10	21	18	11	3		37	31	78
Total											45	38	93

Le sarcome cité a été observé à la clinique de Langenbeck, et l'observation en a été publiée dans le compte-rendu de l'année 1875.

Des deux fibromes, l'un appartient à la clinique de Billroth (jeune fille de 8 ans), et est noté comme un molluscum; l'autre, à la clinique de Langenbeck : c'est un garçon de 9 ans.

Billroth fait aussi mention de trois cas d'hypertrophie diffuse de la peau du nez. Les détails faisant défaut, je pense qu'elles peuvent très-bien être laissées en dehors du groupe des tumeurs fibreuses qui se bornent à deux pour le nez.

Pendant la première jeunesse, on observe assez fréquemment des angiomes. Les carcinomes qui sont les productions néoplasiques prédominantes ne commencent à apparaître qu'à partir de 25 ans, pour atteindre le chiffre le plus élevé vers 60 ans.

Les autres tumeurs sont tout à fait exceptionnelles, même les kystes sébacés dont nous n'avons pas trouvé un seul exemple.

LÈVRES.

	0	10	20	30	40	50	60	70	80	90	H	F	T
Sarcome..	1	»	1	»	»	»	1	»	»		»	»	3
Fibrome...	»	1	»	»	»	»	»	»	»		»	»	1
Angiome..	18	»	1	2	»	1	»	»	»		»	»	22
Papillome.	»	»	»	»	1	1	»	»	»		»	»	2
Carcinome.	»	»	1	11	35	85	62	32	3		219	10	296*
Kyste.....	»	1	»	»	»	»	»	»	»		1	»	5
Total.............											220	10	329

Le sarcome des lèvres est une tumeur rare. Un des cas cités est de Thiersch : il siégeait à la commissure des lèvres chez un enfant de 2 ans. Les deux autres cas sont de Langenbeck : l'une à la lèvre supérieure, l'autre à la lèvre inférieure. O. Weber dit cependant (loc. ctit.) qu'il en a observé plusieurs (à cellules fusiformes) à la lèvre inférieure. Il s'agit de les distinguer de la tumeur la plus fréquente des lèvres, c'est-à-dire du carcinome. D'après O. Weber, c'est facile. La surface n'est jamais sillonnée de crevasses, mais lisse et ressemble à la couche granuleuse d'une plaie.

(*) Nous avons compté 67 cas de carcinome sans détails de sexe et d'âge et 4 kystes.

La pression n'en fait jamais sortir un suc granuleux, comme c'est le cas pour les carcinomes; ces derniers ont un développement moindre en épaisseur.

On a décrit aussi des sarcomes mélaniques des lèvres. Bruns (*loc. cit.*) a publié et dessiné un cas de sarcome mélanique de la lèvre inférieure.

Les fibromes sont très-rares à la lèvre inférieure. Pajet (Lectures on surgery, II, p. 210) cite un cas de fibrome de la lèvre inférieure, qui s'était en partie transformé en tumeur cartilagineuse et osseuse.

Quoique les auteurs soient d'accord pour dire que l'angiome est moins fréquent aux lèvres que sur les autres parties de la face, cette tumeur figure cependant 22 fois sur un total de 262 tumeurs des lèvres, c'est pour un douzième.

Le papillome et le kyste sont des productions très-rares aux lèvres.

Nous arrivons à la tumeur la plus fréquente des lèvres : au carcinome. D'après notre tableau, sur 262 néoplasmes, il a figuré 229 fois, c'est-à dire les 8/9 des cas. Les auteurs ont tous signalé la fréquence du carcinome aux lèvres. O. Weber dit (*loc. cit.*) que les lèvres sont le siége de prédilection du carcinome épithélial, qui compte pour les 2/3 dans tous les carcinomes de la face.

Voici les statistiques que cite O. Weber à l'appui de ce qui précède :

	Thiersch	Weber
Lèvre inférieure,	48	80
Lèvre supérieure.	3	9
Nez,	6	13
Joues,	6	13
Front et tempe,	9	6
Paupière inférieure,	3	12
Menton,	2	»
Oreille,	1	»
Celle de Heurteaux :		
Lèvre supérieure,	63	
Lèvre inférieure,	6	
Commissure,	1	

La lèvre inférieure est donc le plus fréquemment atteinte que la supérieure, quoique souvent cette dernière soit envahie en second lieu. Les hommes en sont plus souvent affectés que les femmes. Sur 184 cas de carcinomes des lèvres, O. Weber compte 165 hommes et 15 femmes seulement.

En analysant les cas de notre tableau, nous trouvons en notant le siége et le point précis du début de la tumeur :

Point du début.		H.	F.
Commissure,	5 fois	4	1
Lèvre supérieure,	15 —	10	5
Lèvre inférieure,	276 —	271	5

Barros.   3

Il paraîtrait donc, malgré l'opinion contraire soutenue par Heurteaux, qui dit que la lèvre supérieure était atteinte 4 fois chez la femme et 2 fois chez l'homme (Follin), que la femme n'est pas atteinte plus souvent du carcinome à la lèvre supérieure que l'homme. Mais il est un fait certain, c'est que pour le carcinome de la lèvre inférieure, il y a une disproportion énorme entre l'homme et la femme, tandis qu'à la lèvre supérieure cette différence n'existe presque pas. Chez la femme, il y a une prédominance relative du carcinome à la lèvre supérieure de préférence à la lèvre inférieure

Mentionnons pour mémoire deux cas de lipomes observés l'un à la lèvre inférieure, par Lebert, et l'autre à la lèvre supérieure, par Auvert (O. Weber, *loco cit.*)

PAUPIÈRES.

	0	10	20	30	40	50	60	70	80	90	H	F	T
Sarcome..	»	»	1	»	1	2	»	»	»		»	1	4
Fibrome...	2	1	»	»	»	»	»	»	»		2	1	3
Angiome..	6	1	»	»	»	»	»	»	»		2	5	7
Carcinome.	»	»	»	3	10	11	9	4	»		27	10	43*
Total.............											31	17	57

Les cas de sarcomes primitifs des paupières sont rares, mais c'est cependant au voisinage de l'œil qu'on en rencontre le plus fréquemment de toutes

(*) Il y a parmi ceux-ci 6 cas sans indications exactes.

les parties de la face. Ceci est vrai surtout pour les sarcomes mélaniques (O. Weber). Les sarcomes, que nous avons trouvés, sont deux observations de la clinique de Thiersch, à Leipsig, et une de celle de Langenbeck.

Cette dernière tumeur survenue chez une personne âgée de 60 ans était mélanique. On trouve des cas semblables dans la science. Samelson (Brit. med. jour., 1870), en décrit un chez un enfant de 10 mois. Schirmer (Klin. Mon. Clob., t. V), relate un cas de sarcome qui s'était développé sur les quatre paupières d'un vieillard de 70 ans.

La forme kystique (Daucher. Allg. Wiener méd. Zeitung, 1859) a été observée, comme la forme mélanique (Gibson. The Philadelphia Lancet, 1854). Il y a lieu de citer une tumeur qui d'après bien des auteurs doit être classée dans le groupe des sarcomes. Nous voulons parler de la tumeur appelée *syphonome* par Henle, tumeur *hétéradénique* par Robin, *cylindrome* par Billroth et Sattler, et dont nous avons trouvé une observation dans le compte-rendu de Billroth. Bien que certains auteurs veuillent créer un genre particulier pour cette tumeur (Rindfleisch), l'opinion la plus généralement admise est la suivante : Ce n'est qu'une variété de sarcome, qui affecte la disposition en forme de cylindres hyalins ou muqueux. Cette disposition tiendrait, selon quelques pathologistes, à ce qu'elle se développe dans la tunique adventice des vaisseaux. Nous en avons fait une mention spéciale pour la raison que c'est encore une question en litige. Dans le cas dont nous parlons, la tumeur occupait la paupière supérieure, à sa place ordinaire, chez une femme de 28 ans.

Les fibromes appartiennent à la classe des fibromes ordinaires : l'un est de Langenbeck ; il s'agissait d'une petite fille de 1 an ; les deux autres se rapportent à deux hommes, l'un de 6 ans, l'autre de 18 ans, et reviennent à la variété appelée nevrome plexiforme par Virchow, et que Billroth, à qui appartiennent les deux observations dénomme névrofibrome, parce que, à son avis, cette sorte de tumeur ne serait qu'un fibrome développé dans l'enveloppe conjonctive des nerfs.

Les carcinomes occupent le premier rang parmi les productions néoplasiques ; ils forment à eux seuls les 86 p. 100 de toutes les tumeurs que nous avons rencontrées dans cette région. Il va de soi que nous ne comprenons pas dans ce nombre les kystes des glandes sébacées ou cellec de Meibomius, qui sont les plus fréquentes de toutes les tumeurs de la paupière. Il faut ajouter que pour ces derniers produits morbides, on consulte non le chirurgien, mais les spécialistes. C'est pour cette raison que nous n'en avons pas trouvé de mentionnés dans les registres qui nous ont servi pour notre travail.

Notons la fréquence plus grande des carcinomes entre 55 et 65 ans.

JOUE (*Face cutanée*).

	0	10	20	30	40	50	60	70	80	90	H	F	T
Sarcome..	3	1	1	»	2	5	2	»	»		8	6	14
Fibrome..	1	4	2	1	1	»	»	»	»		6	5	11
Lipome...	»	»	1	1	1	1	»	»	»		3	1	4
Enchond..	»	»	1	»	1	»	»	»	»		2	»	2
Angiome..	9	3	2	»	1	»	»	»	»		7	8	15
Papillome.	»	»	»	»	»	»	»	»	»		»	»	1
Carcinome.	»	1	1	7	14	18	22	8	»		53	18	71
Kyste.....	1	2	4	3	3	1	»	»	»		8	6	14
Total............											87	44	132

Nous avons incrit et rapporté à la joue non-seulement les tumeurs de la joue proprement dite, mais aussi les tumeurs qui se développent dans la région appelée parotidienne et celles qui se développent plus profondément encore pour se faire jour au niveau de la joue, c'est-à-dire des fibromes et des tumeurs caverneuses qui ont leur origine dans la fosse sphéno-maxillaire. Mais nous n'y comprenons pas, bien entendu, les tumeurs qui ont pris naissance dans la glande elle-même.

Parmi les sarcomes mentionnés, il s'est présenté un cas de sarcome mélanique chez une femme de 66 ans. Trois autres étaient des myxosarcomes. D'après notre tableau, les sarcomes sont assez fréquents, bien que les auteurs, entre autres O. Weber, prétendent que ces tumeurs sont rares : 14 cas sur 132 tumeurs en général (10 p. 100).

Sous le nom de fibromes, nous avons inscrit cinq

cas de chéloïde ; en plus, une tumeur fibreuse provenant de la fosse sphéno-maxillaire (obs. de Billroth). Les fibromes sont donc rares dans cette région ; les auteurs sont d'accord avec notre résultat.

Les conclusions sont les mêmes pour les lipomes ; deux des cas cités appartiennent à la région parotidienne, mais sans aucune adhérence avec la glande. Cette remarque s'applique aussi aux l'enchondromes qui occupait la région de l'angle de la mâchoire.

Les angiomes sont des productions du jeune âge ; la plupart sont congénitaux.

Les carcinomes comptent pour plus de la moitié des tumeurs de la joue (54 p. 100). La moyenne de fréquence est de 50 à 70 ans. Le plus jeune sujet, porteur d'un carcinome, avait 20 ans (obs. de Langenbeck, Jahresbericht, 1875). L'homme en est bien plus fréquemment atteint que la femme (53 hommes et 18 femmes sur les 71 observations que nous rapportons).

Les kystes étaient pour la plupart des athéromes ; il n'y en avait que deux qui eussent un contenu séreux.

ORBITE.

Notre tableau donne le sarcome comme la tumeur la plus fréquente de l'orbite ; les observations de sarcome forment presque la moitié des productions morbides de la région (41 p. 100). Quant à leur point de départ, il n'est pas nettement indi-

	0	10	20	30	40	50	60	70	80	90	H	F	T
Sarcome...	5	2	1	6	3	1	1	»	»		11	8	19
Gliome....	5	1	»	»	»	»	»	»	»		4	2	6
Myxome...	»	»	»	»	»	»	»	»	»		»	»	1
Enchondr..	»	»	»	1	»	»	»	»	»		»	1	1
Exostose ..	»	1	»	1	»	»	»	»	»		1	1	2
Carcinome.	»	»	»	2	2	5	1	1	»		6	5	11
Kyste.....	»	2	4	»	»	»	»	»	»		3	3	6
Total...........											25	20	46

qué dans les observations, d'autant plus que la précision est très-difficile à obtenir dans le cas de tumeurs de l'orbite. Dans deux cas, la tumeur provenait assurément du globe oculaire, une autre fois, de la glande lacrymale, et enfin dans une observation, elle s'était développée dans le périoste.

Quant aux gliomes, on ne devrait pas, à la rigueur, en faire une section à part, puisqu'ils ne sont, en réalité, que des variétés de sarcome.

Le myxome mentionné appartient à Luecke (Jahresbericht de Bern); pas de détails.

L'enchondrome, observé à la clinique de Langenbeck, s'était développé dans la glande lacrymale chez une femme de 34 ans.

Les deux exostoses se développèrent à la paroi supérieure de l'orbite.

La question de provenance du carcinome comporte la même remarque que celle que nous avons faite à propos des sarcomes. On ne sait pas si les carcinomes ont débuté dans le globe oculaire, ou bien sur les parois de l'orbite ou bien dans les fosses nasales. Dans une observation de Luecke, chez une femme de 52 ans, la tumeur avait pris naissance dans le globe oculaire. C'était un carcinome mélanique, de même qu'un cas de Thiersch. Dans une autre observation, c'était la glande lacrymale qui fut le point de départ de la tumeur.

Les kystes cités étaient des kystes dermoïdes : six fois ils occupaient l'angle interne, et deux fois l'angle externe de la cavité orbitaire.

En somme, on peut dire que les tumeurs qui appartiennent en propre à la région orbitaire sont, d'après leur ordre de fréquence : les sarcomes, les carcinomes et les kystes. Les premiers (y compris les gliosarcomes) sont des maladies du jeune âge, et les carcinomes, des affections de l'âge adulte et de la vieillesse. Les kystes sont congénitaux et se développent très-peu de temps après la naissance.

CAVITÉ NASALE.

	0	10	20	30	40	50	60	70	80	90	H	F	T
Sarcome ..	»	1	2	1	2	2	3	»	»		8	3	11
Fibrome...	2	13	9	4	1	1	1	»	»		27	4	31
Polype....	1	8	6	3	»	2	»	»	»		6	14	44(*)
Exostose..	»	1	»	»	»	»	»	»	»		1	»	1
Carcinome.	»	1	1	1	2	1	1	1	»		3	5	8
Total............											45	26	95

(*) On a ajouté 24 cas de polypes qui manquaient de détails.

Nous avons fait rentrer dans le cadre de la cavité nasale, non-seulement les tumeurs qui se développent dans les limites strictes de cette cavité, mais aussi certaines tumeurs qui, malgré leur point de départ dans la partie supérieure du pharynx, progressent vers la cavité nasale et doivent, à notre avis, être classées dans la région qui nous occupe. Nous distinguerons donc les polypes naso-pharyngiens (sarcomes et fibromes) et les polypes proprement dits.

Les *sarcomes* forment, à eux seuls, la huitième partie environ de toutes les tumeurs qui envahissent la cavité nasale. C'est dans l'ethmoïde ou sur l'apophyse basilaire qu'ils prennent ordinairement naissance. Dans un cas de Luecke (femme de 62 ans), la tumeur était mélanique, et elle était née de la muqueuse même. Quant à l'âge auquel ces tumeurs se sont développées, remarquons qu'il n'y en a que quatre qui soient survenues avant l'âge de 40 ans. Sept, au contraire, ont paru de 45 à 65 ans.

Les fibromes (polypes naso-pharyngiens-fibreux) forment le tiers à peu près de toutes les tumeurs de la cavité nasale. Contrairement aux sarcomes, ils ont apparu 20 fois avant l'âge de 40 ans, et seulement 2 fois, cette époque passée. Cette donnée serait peut-être à prendre en très-sérieuse considération pour poser le diagnostic différentiel des sarcomes et des fibromes naso-pharyngiens.

Notre tableau semble établir une fréquence plus

grande de ces tumeurs chez l'homme que chez la femme, surtout pour les fibromes qui donnent une proportion de 7 à 1 de l'homme à la femme.

Sous le nom de polypes, nous avons compris seulement ceux qui ont pris naissance dans la cavité nasale. Ils forment la moitié des tumeurs de notre tableau. Mais ce chiffre n'est pas encore l'expression de la vérité ; les cliniques sont loin de comprendre tous les cas. Pour faire ressortir le fait, nous n'avons qu'à rappeler qu'à la consultation de Langenbeck, on en a extirpé 45 dans l'espace de quinze mois.

Nous avons trouvé 24 cas de polypes sans indications précises d'âge et de sexe, et nous les avons ajoutés aux autres. C'est là ce qui explique le chiffre 44, dont 20 seulement présentent des détails quant à l'âge et au sexe.

Le nombre des carcinomes est très-restreint. Peut-être cela tient-il à ce qu'on ne cherche souvent pas suffisamment le point de départ des tumeurs. C'est ainsi qu'il y a peut-être plus d'un carcinome de la cavité orbitaire, qui ne fut, en réalité, qu'un carcinome développé primitivement dans la cavité nasale.

MUQUEUSE DE LA JOUE.

	0	10	20	30	40	50	60	70	80	90	H	F	T
Fibrome..	»	»	»	1	»	»	»	»	»		1	»	2(*)
Angiome..	1	»	1	»	»	»	»	»	»		1	1	2
Carcinome	»	»	1	»	3	7	1	»	»		11	1	12
Total............											13	2	16

Les cas de fibromes sont de Langenbeck et de Hüter.

LANGUE.

	0	10	20	30	40	50	60	70	80	90	H	F	T
Sarcome..	»	»	»	»	»	»	»	»	»		1	»	1
Papillome.	»	»	»	»	1	»	»	1	»		2	»	
Angiomee.	1	»	1	»	»	»	»	»	»		1	1	
Carcinom.	»	»	1	16	31	32	17	2	»		74	25	107(**)
Kyste....	2	6	4	5	1	1	»	»	»		8	11	27
Total............											86	37	139

Le cas de sarcome mélanique que nous citons, est une tumeur exceptionnelle pour la langue. Dans les auteurs, on n'en trouve pas d'exemple. Le nôtre a été observé par Luecke à Berne sur un homme de 53 ans.

Les angiomes de la langue sont des tumeurs rares.

(*) On a ajouté 1 autre cas sans indications exactes.

(**) On a ajouté 8 cas de carcinome et 8 de grenouillette sans indications precises d'âge et de sexe.

L'un des cas que nous mentionnons était un angiome caverneux chez un homme de 23 ans.

A propos du carcinome de la langue, nous avons deux remarques à faire. Les auteurs prétendent que ce néoplasme survient rarement après 60 ans (Follin et Duplay), et qu'il est, en outre, plus fréquent chez l'homme que chez la femme. Pour ce qui concerne l'âge, nous avons trouvé 1 cas de carcinome sur un sujet de 30 ans Schüller); nous voyons sa fréquence augmenter entre 30 et 40 ans, atteindre le maximum entre 40 et 60 ans (60 p. 100 cas entre 40 et 60 ans). Après 60 ans, il devient plus rare, mais la fréquence est la même entre 60 et 70 ans qu'entre 30 et 40 ans. Quant au sexe, nous sommes arrivé à des résultats différents de ceux de Follin, nous trouvons à peine un rapport de 1 à 3. A quoi tient cette différence ? Peut-être à la raison signalée déjà plus haut, c'est-à-dire à l'arrangement des cliniques, qui contiennent des services d'hommes plus vastes et plus nombreux que ne le sont les services de femmes. Les services qui ont fourni nos observations avaient à peu près le même nombre de lits pour les deux sexes.

Pour ne pas créer un autre cadre, nous avons fait rentrer dans les tumeurs de la langue des produits qui ne lui appartiennent qu'à moitié ; nous voulons parler des kystes. Ces derniers étaient, pour la plupart, des tumeurs dites grenouillettes ; deux autres formaient des kystes dermoïdes du plancher de la bouche (26 hommes et 31 femmes).

Je fais remarquer ici, sans les avoir fait figurer dans le tableau, à cause de la difficulté de la classification, 4 cas de macroglossie congénitale, dont 3 appartiennent au type fibro-musculaire, et l'autre a été dénommé lymphangiome caverneux par Langenbeck, d'après Wegner.

MAXILLAIRE SUPÉRIEUR.

	0	10	20	30	40	50	60	70	80	90	H	F	T
Sarcome..	6	7	10	8	5	6	1	1	»		25	19	53(*)
Fibrome ..	»	4	1	2	»	»	1	»	»		4	4	9
Enchondro	»	»	2	2	»	1	»	»	»		2	3	5
Ostéome ..	»	1	1	»	1	»	»	»	»		»	»	3
Carcénome	»	1	5	16	20	27	12	3	»		55	29	92
Kyste.....	»	3	2	1	2	1	»	»	»		4	5	10
Sans diag.	»	»	»	»	»	»	»	»	»		»	»	7
Total............											90	60	179

Les tumeurs de la mâchoire supérieure comptent parmi les plus fréquentes dn corps humain; elles forment à peu près le 1/5 de tous les néoplasmes (O.-Weber). Aussi l'attention des chirurgiens a-t-elle été appelée de bonne heure sur les produits morbides de cette région, et existe-t-il de nombreuses statistiques là-dessus. O. Weber arrive à un total de 307 cas de tumeurs du maxillaire supé-

(*) On a ajouté au total 9 sarcomes, 8 carc., 1 fibrome et 1 kyste qui n'avaient pas d'indications précises.

rieur ; mais cette statistique est très-défectueuse.
C'est une compilation d'observations, les unes du
livre de O. Heyfelder, de date ancienne, les autres
du *Medical Times*, d'autres encore de la clinique de
Wützer ; tout cela réuni à 36 cas de Luecke et à
ceux qu'il a vus par lui-même. Nous revenons encore une fois sur cette question, parce qu'il importe
de ne pas confondre les observations de vieille date
dans lesquelles le diagnostic histologique a dû être
imparfait, avec les cas où le diagnostic clinique a
été complété par l'examen histologique. C'est de
cette manière seulement, et pas autrement, qu'on
parviendra à des statistiques précises. Les observations que nous rapportons ne s'élèvent qu'au chiffre de 172 ; mais grâce aux détails anatomiques et
cliniques, elles nous semblent donner des résultats
plus vrais. Ajoutons que les différences de nos deux
statistiques ne sont pas bien sensibles, malgré notre façon de procéder peu semblable. Nous allons
mettre en présence le tableau que donne O. Weber
et notre propre résultat.

307 cas (O. Weber.)		172 cas trouvés par nous dans les cliniques citées.	
Sarcome,	27,36 0/0	Sarcome,	30,81 0/0
Fibrome,	5,79 —	Fibrome,	5,24 —
Chondrome,	2,60 —	Chondrome,	2,90 —
Carcinome,	43,32 —	Ostéome,	1,74 —
		Carcinome,	53,48 —
		Kyste,	5,80 —

Comme on le voit, les différences portent presque exclusivement sur le sarcome et le carcinome et surtout sur le dernier, que nous avons trouvé être plus fréquent que ne le dit le tableau de O. Weber.

Nous avons réuni sous le nom de sarcome, non-seulement les sarcomes proprement dits, mais aussi les tumeurs, dites épulis, qui sont le plus souvent des fibro-sarcomes. Parmi ces tumeurs, il y avait deux cas de sarcomes mélaniques, chez deux hommes dont l'un avait 56 ans et l'autre 59 ans.

Les fibromes furent quelques-uns des tumeurs de nature mixte ; il y en avait où le tissu fibreux était uni à du tissu cartilagineux. Il eût été utile de faire une distinction entre les fibromes d'origine dentaire (odontomes de Broca) et ceux qui n'en dérivent pas ; mais nous n'avons pas toujours trouvé d'indications précises à cet égard, ce qui nous a obligé de les réunir tous sous le même chef.

Tous les carcinomes que nous citons sont des tumeurs primitives du maxillaire ; nous aurions pu y ajouter un grand nombre d'autres cas, mais nous avons omis tous les carcinomes qui, n'ayant pas pris naissance dans l'os même, se sont propagés secondairement au maxillaire supérieur. Nous les avons rapportés, autant qu'il nous a été possible, à la région où ils se sont développés primitivement.

Quant aux kystes, il s'agissait 6 fois d'hydropisie de l'antre d'Higmore, et 3 fois de kystes développés dans l'épaisseur même de l'os.

MAXILLAIRE INFÉRIEUR.

	0	10	20	30	40	50	60	70	80	90	H	F	T
Sarcome ..	5	10	12	9	4	3	2	»	»		21	24	49*
Fibrome..	»	1	1	2	»	»	»	»	»		2	2	4
Enchondr.	»	1	»	1	1	»	»	»	»		1	2	3
Ostéome..	»	1	»	»	»	1	»	»	»		»	»	2
Carcinome,	»	1	3	12	14	16	10	3	»		40	19	68
Sans diag..	»	»	»	»	»	»	»	»	»		»	»	9
Total...........											64	47	135

« Les tumeurs du maxillaire inférieur sont, en somme, plus fréquentes que celles du maxillaire supérieur. (O. Weber.) » Nous avons vu le contraire. Les néoplasmes primitifs (ce sont les seuls dont nous parlerons) de la mâchoire inférieure sont aussi divers que ceux de la mâchoire supérieure. Pour bien saisir la fréquence de ces différents produits morbides, nous allons mettre en regard, comme nous l'avons fait pour le maxillaire supérieur, le résultat de notre tableau et la statistique de O. Weber. Indiquons les sources de celle de ce dernier auteur · il a un total de 403 tumeurs de la mâchoire inférieure, dont il a emprunté 150 cas à

(*) Nous avons ajouté 4 cas de sarcomes et 9 de carcinomes sans indications précises.

Reusche, 157 à Genczick, 33 autres observations
viennent de la clinique de Wützer ou ont été exami-
nées par O. Weber lui-même. Les 63 autres tumeurs ont été prises dans les journaux médicaux.

403 (O. Weber).		126 cas personnels.	
132 sarcomes,	32,77 0/0	49 sarcomes,	38,88 0/0
37 fibromes,	6,69 —	4 fibromes,	3,17 —
14 condromes,	3,47 —	3 enchond.,	2,34 —
163 carcinom.,	40,44 —	2 ostéomes,	1,58 —
		68 carcinomes.	53,96 —

Comme on le voit, les différences portent presque exclusivement sur les sarcomes et les carcinomes. Ces derniers surtout paraissent, d'après
notre statistique, bien plus fréquents que ne le dit
le tableau de O. Weber.

Nous avons fait rentrer dans la classe des sarcomes les épulis, en sorte que notre tableau comprend
les sarcomes centraux et les épulis. Il y a pour le
maxillaire inférieur une variété de sarcomes, qui fait
défaut dans nos tableaux pour la mâchoire inférieure:
ce sont les *cistosarcomes*. Dans nos observations,
nous en trouvons 5 cas, dont 3 sur l'homme (17,
25 et 50 ans), 1 chez une femme de 30 ans et un autre chez une petite fille de 4 ans. Le degré de fréquence a été à peu près le même pour les deux sexes.

Nous avons trouvé les fibromes moitié moins
fréquents que ne le dit le tableau de O. Weber. Et

encore ceux que nous avons inscrits comme fibromes ne sont-ils pas des formes pures de ces tumeurs : il s'agit de variétés mixtes, en partie ossifiées, en partie cartilagineuses. Billroth les désigne sous le nom de ostéo-chondro· fibromes.

La même observation s'applique aux enchondromes qui ont été des formes mixtes. O. Weber a déjà fait la remarque que les enchondromes primitifs du maxillaire inférieur sont très-rares.

Il n'y a rien d'important à dire au sujet du car-cinome de cette région. O. Weber fait remarquer que les carcinomes épithéliaux du maxillaire inférieur prennent volontiers naissance sur les gencives.

Ils atteignent rarement un aussi grand développement que les sarcomes et les enchondromes. O. Weber prétend qu'ils apparaissent surtout dans un âge avancé. D'après nos observations, le sujet le plus jeune, affecté de carcinome, avait 20 ans (Observations de Langenbeck). Le maximum de fréquence se trouve de 30 à 40 ans, et se maintient à peu près le même jusqu'à 60 ans.

Le carcinome du maxillaire inférieur paraît être, d'après nous, deux fois plus fréquent chez l'homme que chez la femme.

PHARYNX ET VOILE DU PALAIS.

	0	10	20	30	40	50	60	70	80	90	H	F	T
Sarcome..	»	2	»	2	2	»	1	»	»	»	4	3	7
Fibrome..	»	2	»	1	1	1	»	»	»	»	3	1	6
Lipome...	»	»	1	»	»	»	»	»	»	»	»	1	1
Lymphome	»	1	»	1	1	»	1	»	»	»	2	2	4
Carcinome.	»	»	»	2	1	2	4	»	»	»	7	2	9
Angiome..	»	»	»	»	»	»	»	»	»	»	»	»	1
Non diagn.	»	»	»	»	»	»	»	»	»	»	»	»	2
Total...........											16	9	30

Parmi les sarcomes observés, une fois la tumeur s'était développée dans le pharynx, côté latéral (cas de Billroth); les autres fois elle était née sur l'amygdale. Ces tumeurs sont considérées par certains auteurs comme de véritables lymphomes développés dans des glandes lymphatiques contiguës à l'organe dont nous parlons.

Le lipome s'était développé dans le palais chez une femme de 24 ans (Esmarch).

Les quatre lymphomes appartiennent à Billroth. C'étaient des lymphomes médullaires de l'amygdale.

L'angiome (Lücke) était une tumeur caverneuse de la paroi postérieure.

PAROTIDE.

Les sarcomes sont avec les enchondromes les tumeurs les plus fréquentes de la parotide; les premiers forment les 32 p. 100, les seconds les 34 p. 100

	0	10	20	30	40	50	60	70	80	90	H	F	T
Sarcome..	2	1	4	4	4	1	»	»	»		8	8	16
Fibrome..	1	1	»	»	»	»	»	»	»		»	2	2
Enchondr..	»	3	1	2	5	1	1	»	»		4	9	17*
Adénome..	1	»	1	1	»	»	»	»	»		2	1	3
Carcinome.	»	»	»	2	1	3	2	»	»		6	2	9
Kyste.....	»	»	»	1	»	1	»	»	»		1	1	2
Sans diag.	»	»	»	»	»	»	»	»	»		»	»	1
Total.......................											24	23	50

des cas observés. Mais les deux espèces sont loin d'être des formes pures. Au lieu de se contenter de l'examen d'une petite portion de la tumeur, pour en donner la définition histologique, on devrait l'étudier dans divers points et on se convaincrait facilement qu'il s'agit souvent de néoplasmes de nature simultanément cartilagineuse, fibreuse, sarcomateuse et myxomateuse. Même quand la tumeur a pris un certain développement, la partie glandulaire participe souvent au travail de prolifération : de là la forme mixte par excellence.

Ce fait a été constaté dans les observations que nous avons prises, surtout dans celles de Billroth, qui nous semblent les plus exactes au point de vue histologique. Sur 10 tumeurs observées par Bilroth dans l'espace de 10 ans, nous trouvons : 1 sar -

(*) On a ajouté 4 cas d'enchondrome et 1 de carcinome.

come pur, 2 chondro-sarcomes, 1 myxo-sarcome, 1 adéno-myxo-chondrome, 1 fibrome pur, 1 kyste et 3 carcinomes. On ferait donc peut-être mieux, en parlant des tumeurs de cette région, de les appeler tumeurs mixtes de la parotide.

On pourrait faire une remarque analogue pour les adénomes qui, à ce qu'il nous semble, sont rarement des formes pures. Ce sont plutôt des formes mixtes, avec tendance à la production cancéreuse. D'autres fois ce sont des fibromes accompagnés d'un certain développement de tissu glandulaire.

Les carcinomes ne comptent que pour 18 p. 100 dans le total des tumeurs de la région.

La plus grande fréquence est entre 50 et 60 ans.

COU. — (*Region antéro-latérale*).

	0	10	20	30	40	50	60	70	80	90	H	F	T
Sarcome . .	2	1	3	»	1	2	2	»	»		7	4	11
Lymph. simpl.	6	78	67	7	1	3	2	»	»		82	82	189*
Lymph. médul.	1	3	6	8	2	2	2	»	»		18	6	24
Fibrome . .	»	»	1	»	1	»	»	»	»		1	1	3
Lipome . . .	1	1	3	3	3	1	»	»	»		6	6	12
Enchondr. .	»	»	»	1	2	1	1	»	»		3	2	5
Kyste	3	4	11	3	1	2	»	»	»		16	8	25
Angiome . .	2	3	»	»	»	»	»	»	»		4	1	5
Carcinome.	»	»	»	1	7	9	6	3	1		18	9	27
Total											155	119	301

Nous ne comprendrons pas dans ce chapitre les

(*) Y Compris 25 cas de lymphomes, 1 fibrome et 1 kyste sans indications.

tumeurs qui se développent dans le corps thyroïde et dans l'œsophage. Ces deux organes seront l'objet d'une étude à part.

Les sarcomes, dont nous faisons mention, étaient des tumeurs développées dans la peau ou le tissu cellulaire ; ce n'étaient pas des sarcomes ayant pris naissance dans les ganglions lymphatiques. Ils forment les 4 p. 100 des tumeurs de la région.

Une fois c'était un myxosarcome de la région sous-mentale chez un enfant de 5 ans, mais il y en avait un autre à la région sus-claviculaire.

Nous avons eu mille difficultés pour classer les tumeurs lymphatiques. Elles tenaient en grande partie à la multiplicité des noms qui ont été donnés à ces productions néoplasiques : lymphomes, lymphadénomes, lymphomes médullaires, lymphosarcome bénin ou malin, sarcome lymphatique, sarcome scrofuleux. Encore ne faisons-nous que citer les dénominations les plus usitées. Nous avons été forcés, pour les grouper, d'étudier le sens que chaque auteur a donné au nom qu'il a employé.

Nous sommes ainsi arrivé à les classer sous deux noms, et, à la rigueur, on pourrait les réunir ensemble.

Quand on étudie au microscope les tumeurs appelées sarcomes des glandes lymphatiques, sarcomes scrofuleux ou lymphosarcomes, on voit très bien qu'il ne s'agit pas là de véritables sarcomes.

Il est vrai qu'à première vue une confusion peut être possible entre ces sortes de tumeurs et les sarcomes médullaires qui se développent dans les organes lymphoïdes.

Les uns et les autres peuvent posséder un réticulum comme celui que l'on est habitué à considérer comme caractéristique du tissu lymphatique ; les éléments histologiques renfermés dans ses mailles ne diffèrent pas beaucoup entre eux. Mais la différence, la voici : les vaisseaux sanguins qui, dans les sarcomes médullaires, ont des parois embryonnaires, ont conservé dans les productions lymphatiques la texture ordinaire. Ce que nous enseigne l'anatomie est confirmé par la clinique.

En effet, la marche des prétendus lymphosarcomes n'est pas du tout la même que celle du sarcome en général. Ils débutent dans un ganglion ou dans un groupe de ganglions. Ensuite les ganglions voisins se prennent aussi et l'affection se généralise à tous ou à presque tous les ganglions lymphatiques du corps, mais sans qu'il y ait pour cela des métastases. C'est plutôt une manifestation multiple d'une affection générale, une véritable leucocythémie, sans augmentation de leucocytes (adénie de Trousseau). C'est là l'opinion de M. Ranvier.

Dans les sarcomes, non-seulement les choses se passent différemment, mais il y a une variété d'aspects dans le développement du néoplasme. La tumeur grandit, non pas en se propageant dans les organes similaires, mais elle augmente aux dépens des tissus voisins. La peau devient bientôt malade et la tumeur s'immobilise. S'il y a généralisation, ce ne sont pas les autres glandes qui s'infectent, mais il se fait des métastases véritables dans les organes internes.

C'est pour cette raison que j'ai cru devoir supprimer, dans la nomenclature que j'ai adoptée, le mot lymphosarcome s'appliquant à ces tumeurs. Je crois que cette dénomination tient à une fausse conception du processus morbide. Aussi ai-je adopté le mot lymphome médullaire, proposé par Lücke et Billroth.

Nous sommes loin de vouloir nier l'existence de véritables sarcomes, développés dans les glandes lymphatiques.

Divers travaux, publiés sur cette question, tendent à prouver qu'ils existent. Ainsi, dans un travail récent, de Winiwarter (Lang. Archiv., 19), fait sous l'inspiration des idées de Billroth, en partant d'une opinion de Luecke émise dans le 2ᵉ volume de Zeitschrift fuer Chirurgie, la distinction entre les véritables sarcomes des glandes et les formes appelées jusqu'ici lymphosarcome se trouve établie. Les caractères qui distingueraient les sarcomes des ganglions seraient : l'unité de la tumeur, sa croissance rapide, sa propagation aux tissus avoisinants, l'adhérence à la peau, les métastases

qui se produisaient jusque dans le poumon et dans
la rate. Luecke ajoute que ces sortes de néoplasmes sont fréquentes à l'aisselle et rares au cou.

Si nous n'avions tenu compte que des caractères
histologiques, nous aurions réuni tous les lymphomes dans le même groupe. En réalité, il n'y a que
des différences anatomiques insignifiantes entre le
lymphome bénin et la forme dite médullaire. Mais
comme ces deux espèces de tumeurs ont une marche
clinique si diverse, nous avons cru devoir les séparer.

Nous voyons donc qu'à elles seules les tumeurs
lymphatiques forment les 77 pour 100 des néoplasmes du cou (non compris l'œsophage, ni le
corps thyroïde). Ce chiffre est peut-être un peu trop
fort, ce qui tient à ce qu'il est difficile de faire la
part de la simple inflammation chronique des ganglions, pour la distinguer du lymphome pur. Où
commence la tumeur et où finit l'inflammation ?
Maintes fois le chirurgien se trouve dans l'impos-
sibilité de délimiter les bornes exactes de ces deux
formes morbides. Il est certain que dans bien des
cas, des tumeurs désignées sous le nom de lymphomes présentaient des foyers caséeux plus ou
moins considérables. Ces restrictions faites, il est
évident que ces sortes de néoplasmes constituent
l'immense majorité des produits morbides de cette
région, qui est leur siége de prédilection, comme on
le sait depuis longtemps. Le jeune âge y est prédisposé. Leur fréquence diminue après trente ans,

sauf la forme médullaire qui semble atteindre son maximum après la trentaine. Les deux sexes sont également atteints du lymphome simple, mais la forme médullaire paraît trois fois plus fréquente chez l'homme que chez la femme.

Quant aux fibromes, il y en a un qui revient à la peau, et un autre qui appartient à la glande sous-maxillaire (homme de 24 ans, service de Langenbeck). Il y a, en outre, un cas de chéloïde, observé par Luecke.

Les lipomes occupèrent trois fois la région sus-claviculaire, trois fois la région sous-maxillaire; les autres cas furent observés à la partie latérale du cou.

Les enchondromes s'étaient développés quatre fois dans la glande sous-maxillaire ; un autre avait pris naissance dans la région sus-claviculaire chez un homme de 55 ans (clinique d'Esmarch). Le diagnostic portait : enchondrome de la colonne vertébrale.

Les kystes étaient, pour la plupart des athéromes. On a attribué à plusieurs d'entre eux une origine embryonnaire. Trois de ces kystes (dermoïdes) étaient placés à la région sus-hyoïdienne sur la ligne médiane, une autre fois au-dessous de l'os hyoïde, sur la ligne médiane aussi. Dans ce dernier cas, la tumeur se prolongeait jusque dans le médiastin antérieur. Les autres siégeaient aux régions latérales ; quelques-unes appartenaient aux kystes dermoïdes.

Nous aurions désiré faire, pour les kystes surtout, une classification régionale plus précise, en tâchant d'expliquer leur place d'élection par une disposition anatomique (bourse séreuse, par exemple) ou bien encore en les rattachant à un vice de développement. Mais malheureusement les détails ont fait défaut dans les observations.

Mentionnons encore trois cas d'hygroma kystique congénital dont nous n'avons pas tenu compte dans le tableau. Ces sortes de kystes appartiendraient, d'après certains auteurs (Köster, Kœnig) à la classe des lymphangiomes.

Les carcinomes n'ont rien présenté de particulier à la région. Comme c'est le cas pour les autres parties du corps, fréquence plus fréquente entre 50 et 60 ans ; ce sont les hommes qui en sont atteints de préférence. Parmi ces tumeurs, il y en a quatre, où l'on a trouvé une dégénérescence primitive des ganglions. Dans deux cas, Billroth dit qu'il n'a pas trouvé de carcinome périphérique, auquel on eût pu attribuer le néoplasme. Dans deux autres observations, dues à Langenbeck, il accuse l'autopsie d'avoir été incomplète, en ce qu'on a négligé de voir si le carcinome était primitif ou secondaire.

CORPS THYROIDE.

	0	10	20	30	40	50	60	70	80	90	H	F	T
Sarcome..	»	»	»	»	»	»	»	»	»		»	»	3
Goître parenchymat. (fib.-adén.)	1	13	18	5	2	5	1	»	»		15	30	75*
Goître kystique (adénome kyst).	»	6	10	8	2	1	»	»	»		12	12	73
Carcinome.	»	»	1	1	»	2	1	»	»		2	3	8
Total............											29	45	164*

Le chiffre des observations de tumeurs du corps thyroïde est excessivement élevé. Cela tient aux statistiques de Billroth et de Luecke ; ces deux chirurgiens, ayant exercé dans les hôpitaux de Berne et de Zurich où le goître est endémique, lui ont donné, forcément, sur les autres tumeurs, une prépondérance qui n'existe pas en réalité..

Dans les cas de goîtres parenchymateux, il faut noter leur développement précoce et leur prédominance chez la femme où ils sont deux fois plus fréquents que chez l'homme. Pour le goître kystique, on croirait qu'il atteint également les deux sexes ; mais il n'en est rien. Parmi les 46 cas que nous donnons sans indication d'âge, il y en a 20 de Billroth, dont 15 femmes et 5 hommes.

En ajoutant ce dernier résultat aux données de notre tableau, nous aurions 27 femmes pour 17 hommes, ce qui ferait une différence notable.

(*) Y compris 30 cas de goître, parenchymateux, 46 de goître kystique et 8 cas de carcinome. sur lesquels nous manquons de détails.

Les trois cas de sarcomes appartiennent à Luecke qui ne donne, dans son rapport, aucun détail d'âge et de sexe.

ŒSOPHAGE.

	0	10	20	30	40	50	60	70	80	90	H	F	T
Carcinome.	»	»	»	5	6	11	4	1	»		19	8	27

La seule espèce de tumeur dont il est fait mention dans les cliniques sur l'œsophage, c'est le carcinome. Du reste, il n'y a que pour le carcinome de l'œsophage qu'on vient consulter le chirurgien. Les autres tumeurs, fibro-myomes, adénomes, polypes. ne sont trouvées qu'à la table d'autopsie.

Le carcinome de l'œsophage a son maximum de fréquence entre 50 et 60 ans, et atteint deux fois plus fréquemment les hommes que les femmes.

NUQUE.

	0	10	20	30	40	50	60	70	80	90	H	F	T
Fibrome..	»	»	»	1	»	»	»	»	»		1	»	1
Lipome...	»	»	1	3	4	»	2	»	»		7	4	11
Angiome..	1	»	»	»	»	»	»	»	»		1	»	
Carcinome.	»	»	»	»	1	»	»	»	»		1	»	11
Kyste.....	»	»	1	1	»	»	»	»	»		2	»	2
						Total........ ...					12	4	16

La tumeur la plus fréqnente, dans cette région, est le lipome. Il forme les 68 p. 100 des néoplasmes observés. La fréquence en est plus grande chez l'homme que chez la femme. Mais ce n'est pas là la règle pour ces sortes de tumeurs ; aussi se peut-il que les résultats de notre tableau soient bien en deçà de la vérité, puisque nos observations ne portent que sur 11 cas.

Des deux cas de kystes, l'un était un kyste acéphalocyste, qui, à la rigueur, n'eût pas dû rentrer dans notre cadre ; l'autre, c'était un athérome.

Il n'y a qu'une seule observation de fibrome, de carcinome et d'angiome,

DOS.

	0	10	20	30	40	50	60	70	80	90	H	F	T
Sarcome ..	»	1	2	2	2	1	2	»	»		6	4	10
Fibrome ..	»	»	»	»	1	»	»	»	»		1	»	1
Lipome ...	1	»	4	5	3	5	1	»	»		5	14	26(*)
Enchondr .	»	»	»	1	»	»	»	»	»		1		1
Angiome ..	4	»	»	»	»	»	»	»	»		2	2	4
Carcinome.	»	1	»	»	»	1	»	1	»		2	1	3
Kyste	»	1	»	»	»	»	»	»	»		»		2
Total............											26	12	47

Le lipome est par ordre de fréquence la première tumeur dans cette région : sur 47 cas de tumeurs, il y a 26 lipomes, c'est-à-dire 55 pour 100. Ici on peut constater la prédisposition très-marquée du sexe féminin pour les pro-

(*) Ici comme auparavant, nous avons ajouté au total les cas manquant d'indications. Dorénavant quant nous aurons des cas sans détails de sexe et de l'âge nous les ajouterons au total sans le prévenir par une note.

ductions lipomateuses : sur 19 cas sur lesquels nous avons trouvé des indications de sexe, 14 étaient des femmes et 5 des hommes Quant à l'âge précis, nous les avons rencontrés à tout âge, ce qui tient sans doute à ce que nous n'avons pas enregistré l'époque à laquelle on attribuait le début du néoplasme, mais le moment où le malade s'est présenté à la clinique. Il est probable que ces produits morbides ont commencé à une époque bien antérieure.

Eu tout cas nous en avons trouvé un cas chez un enfant de 7 ans, cette tumeur était congénitale. Comme variété, nous avons consigné un cas de lipome caverneux, où l'on ne pouvait pas dire si c'était le tissu graisseux ou le tissu caverneux qui l'emportait.

Après les lipomes viennent, par ordre de fréquence, les sarcomes (21 pour 100); les hommes en sont plus fréquemment atteints que les femmes. Il n'y a pas d'âge de prédilection pour cette tumeur.

La variété fibreuse s'est présentée quatre fois, et une fois la variété mélanique chez une femme de 42 ans.

Il est à noter parmi les carcinomes deux cas, dont l'un (Lang, 1869), était chez une femme de 20 ans, qui mourut à l'hôpital et qui présenta à l'autopsie un carcinome primitif de côtes (?), et l'autre un cas de Lücke de carcinome mélanique chez un homme de 74 ans.

RÉGION LOMBAIRE.

Nous n'avons trouvé que deux observations de tumeurs pour cette région. Les voici :
Un fibro-sarcome chez une petite fille de 7 ans.
Un lipome chez une femme de 21 ans.

RÉGION SACRO-COCCYGIENNE.

Sarcome : 1 cas de Luecke, tumeur développée dans l'os du bassin.

Myxome : Homme de 30 ans.

Fibrome : Femme de 40 ans sous la forme d'un tubercule sous-cutané douloureux.

Lipome : Femme de 29 ans.

Carcinome : 3 observations ; l'une chez un homme de 45 ans, la 2e chez une femme de 40 ans et la 3e chez une femme de 55 ans. Ce dernier cas avait la particularité suivante. La tumeur était congénitale. D'abord petite elle eut un développement très-lent pendant les premiers temps de la vie. Mais plus tard elle prit rapidement un volume considérable. L'examen microscopique démontra l'existence d'un carcinome.

Tumeur tératoïde. Cette observation appartient à la classe des néoplasmes qui ont été l'objet de tant de travaux (Braune, Duplay) et que quelques auteurs considèrent comme des exemples d'inclusion fœtale. La tumeur qui était indépendante de la colonne vertébrale, contenait des fragments d'os, du tissu nerveux, muqueux, des fibres musculaires striées et des cavités kystiques tapissées d'épithélium cylindrique. Le cas se trouve décrit avec de longs détails, dans le compte-rendu de la clinique de Langenbeck de l'année 1875 (Arch. tome 21).

Kystes : 6 cas d'athéromes observés par Luecke, mais manquant de détails.

On voit par ce qui précède que la région sacro-coccygienne est pauvre en tumeurs. Il n'y a qu'une seule observation des diverses espèces de tumeurs, sauf pour le carcinome qui s'est présenté trois fois.

THORAX (*Région antéro-latérale*).

	0	10	20	30	40	50	60	70	80	90	H	F	T
Sarcome..	»	»	3	2	1	2	»	»	»	»	4	2	8
Fibrome ..	»	»	»	»	»	1	»	»	»	»	1	»	1
Lipome...	2	1	»	»	1	»	1	»	»	»	»	3	5
Enchondr .	»	»	»	2	»	»	»	»	»	»	»	»	2
Angiome..	1	»	»	»	»	»	»	»	»	»	»	»	2
Carcinome.	»	»	»	»	1	1	»	»	»	»	»	2	3
Kyste.....	»	»	1	»	»	»	»	»	»	»	»	»	1
Total											6	7	22

Nous ne comprendrons pas dans ce paragraphe, la glande mammaire, qui fera l'objet d'une étude spéciale.

Les produits morbides qui dominent dans cette région, comme dans le dos, sont les proliférations conjonctives ; mais à l'inverse de la région dorsale ce sont les sarcomes qui l'emportent par leur fréquence (40 pour 100). Quant au siége, la tumeur s'était développée une fois sur le sternum, et, dans les autres cas, sur les muscles pectoraux.

Dans l'observation de fibrome appartenant à Billroth, il y avait des tumeurs multiples du thorax et de la paroi antérieure de l'abdomen. Quelques-unes étaient pédiculées et pendaient le long du corps.

Les deux lipomes marqués au-dessous de 10 ans, étaient des cas congénitaux. L'un (celui de Thiersch) était un cas de lipome diffus de la paroi thoracique; l'autre de Langenbeck, beaucoup plus intéressant, se présenta à la clinique dans l'année 1875. C'était chez une petite fille d'un an, qui portait la tumeur au-dessous du troisième espace intercostal. La petite malade succomba à la clinique, et à l'autopsie l'on trouva une énorme tumeur graisseuse du médiastin antérieur; elle avait perforé la paroi thoracique à l'endroit indiqué.

Les deux enchondromes s'étaient développés dans les côtes.

Quant aux carcinomes, il y en avait deux qui occupaient, l'un la région du sternum ; l'autre, la région pectorale.

Le kyste était un athérome de la région sternale.

REGION ANTERO-LATERALE DE L'ABDOMEN.

	0	10	20	30	40	50	60	70	80	90	H	F	T
Sarcome..	»	1	2	1	1	1	1	»	»		4	3	7
Fibrone...	1	1	1	1	»	»	»	»	»		1	3	4
Lipome...	1	»	»	»	3	»	»	»	»		»	4	6(*)
Angiome..	1	»	»	»	»	»	»	»	»		»	1	1
Carcinome.	»	»	»	1	»	1	»	1	»		2	1	3
Kyste.....	»	»	2	»	»	»	»	»	»		1	1	2
Non diag..	»	»	»	»	»	»	»	»	»		»	»	3
Total..........											8	13	26

Les productions conjonctives dominent dans cette région, comme dans toutes les autres parties du tronc. En première ligne viennent les sarcomes qui occupaient toujours les parois latérales. Les aponévroses ont été fréquemment leur point de départ. Une fois (cas d'Esmarch, femme de 28 ans) la tumeur qui était énorme, adhérait au péritoine et, d'après l'auteur, elle aurait pris naissance dans le tissu conjonctif sous-péritonéal.

Les fibromes ont deux fois eu pour siége l'ombilic (observation de Langenbeck, femme de 28 ans; observation de Billroth, homme de 19 ans). Dans un cas (Langenbeck), chez une femme de 31 ans, la tumeur provenait du fascia transversalis. Dans une quatrième observation, elle était sous-cutanée; c'était chez une petite fille de 10 ans.

Quant aux lipomes, l'un d'eux avait pris nais-

(*) Il y a deux cas sans indications, publiés dans la clinique de Greifswald.

sance sur l'ombilic et les autres appartenaient à des femmes, mais les observations manquent de détails précis.

L'un des carcinomes cités siégeait à l'ombilic (Thiersch) chez un homme de 72 ans.

L'un des deux kystes est un kyste dermoïde de l'ombilic, l'autre est une tumeur à échinocoques.

Nous avons donc trouvé un exemple de toutes les variétés de tumeurs de l'ombilic sauf le myxome.

Nous allons rapporter, comme terme de comparaison, une statistique des tumeurs de cet organe, qui a été publiée par Küster dans les Archives de Langenbeck (tome 16, page 234). La voici :

Myxome hyalin :	Homme de 45 ans. Observ. de Hue et Jaquin.
Papillome :	Homme de 36 ans. Observ. de Küster.
—	Homme de 25 ans. Observ. de Hilden (1520).
Carcinome :	Femme de 50 ans. Observ. de Civadier.
—	Femme de X. Observ. de Berard.
—	Femme de 40 ans. Observ. de Morer.
—	Homme (vieillard). Observ. de Wilm.

Kyste dermoïde : Femme de 21 ans. (Cas de Lan-
        genbeck, dont nous avons parlé
        plus haut).

D'après cette statistique de Küster, ce sont les carcinomes qui seraient les tumeurs les plus fréquentes de l'ombilic et cela surtout chez les femmes. Nous ne pensons pas qu'elle comprenne toutes les observations de ces tumeurs citées dans la science. Mais nous avons tenu à en faire mention, tant par la rareté de ces néoplasmes à l'ombilic, que parce qu'elle est la seule qui ait été faite sur cette région.

MAMELLE.

	0	10	20	30	40	50	60	70	80	90	H	F	T
Sarcome....	»	3	6	7	9	8	1	1	»		1	34	35
Myxome....	»	»	1	1	1	»	»	»	»		»	3	3
Fibrome....	»	»	2	3	2	»	»	»	»		»	7	7
Hypert. part.	»	1	7	3	3	»	»	»	»		2	12	14
Adenome ...	»	1	4	3	2	1	»	»	»		»	12	12
Carcinome..	»	1	12	74	178	120	94	13	3		4	491	495
Kyste	»	»	2	3	2	1	»	»	»		1	7	8
Total..........											8	562	570

Il résulterait, d'après notre tableau, que :

Les carcinomes forment les 86 pour 100 des tumeurs de la mamelle.

Les sarcomes   6   pour   100
Les fibromes (y compris les hy-
        pertrophies partielles)   5   —   100

Les adenomes	2	— 100
Les kystes	1,40	— 100
Les myxomes	0,50	— 100

Ces résultats sont presque complétement d'accord avec les statistiques classiques de Velpeau, de Paget, de Billroth. Ce dernier auteur, qui a fait sur cette question la publication la plus récente (Vir-Virchow's Arch. Band. 18. 1860) donne les chiffres suivants :

150 tumeurs de la mamelle.

130 carcinomes	86,50 pour 100		
11 sarcomes adénoïdes			
4 cysto-sarcomes	10,50	—	100
1 sarcome médullaire			
2 fibromes	1,50	—	100
2 kystes	1,50	—	100

Donc, ce résultat ne diffère en rien du nôtre quant aux carcinomes. Mais Billroth fait une part plus large aux sarcomes; cela dépend peut-être de ce que Billroth a compris dans ce groupe les tumeurs qu'il appelle sarcomes adénoïdes et que nous avons consignées dans le tableau, sous le nom d'adénomes. Remarquons aussi la rareté des fibromes d'après la statistique du même auteur. Selon nous, au contraire, ils seraient presque auss fréquents que les sarcomes, en y comprenant les hypertrophies partielles, comme nous avons cru le faire.

Les sarcomes appartenaient seize fois à la variété kystique (cysto-sarcome). Les autres cas ètaient des sarcomes encéphaloïdes ou des variétés mixtes (adéno-fibro-sarcomes de Billroth). Une fois s'est prései té un sarcome myxomateux. Il y a une observation de sarcome survenu chez un homme de 47 ans (Langenbeck).

Les carcinomes se sont développés quatre fois chez des hommes de l'âge de 42, 54, 59 et 66 ans. — Chez les femmes, cette espèce de tumeur a affecté 250 fois le sein gauche, 216 fois le sein droit et 3 fois les deux mamelles en même temps.

Quant à ce qui concerne l'âge, nous constatons la plus grande fréquence du carcinome entre 40 et 50 ans, tandis que les tumeurs non carcinomateuses ont leur maximum de fréquence entre 20 et 30 ans. Nous insisterons plus loin, quand nous parlerons de l'âge où ce néoplasme se développe de préférence sur certaines particularités que nous avons cru remarquer au sujet de la fréquence du carcinome du sein.

Nous n'avons trouvé aucune observation d'enchondrome, malgré l'existence incontestable de cette tumeur dans cette région. Citons pour mémoire le cas de Morel-Lavallée (Gazette des hôpitaux 1861) : il est intéressant surtout en ce qu'il s'est développé chez un homme de 35 ans.

OVAIRE.

	10	20	30	40	50	60	70	80	90	T
Sarc. kist.	1	»	»	1	»	»	»	»	»	2
Kyst.(adé).	2	19	34	14	5	1	»	»	»	94
Carcinome.	»	1	»	2	2	»	»	»	»	5
Sans diagn.	»	»	·»	»	»	»	»	»	»	17
								Total		118

UTERUS.

	0	10	20	30	40	50	60	70	80	90	T
Sarcome..	»	»	»	»	2	»	»	»	»		2
Fibromyome	»	»	2	5	11	3	»	.	»	»	37
Polype....	»	»	»	2	4	2	»	»	»		8
Carcinome.	»	?	8	21	29	17	4	»	»		96
								Total			143

Tout ce que nous voyons de remarquable à men-
tionner à propos de ces deux organes, c'est le nombre relativement peu considérable des tumeurs de
l'utérus et des ovaires. Cela tient à ce que, dans les
hôpitaux allemands il y a des services spéciaux
affectés aux maladies de femmes, de sorte qu'on
en voit plus rarement dans les cliniques ordinaires
de chirurgie.

VULVE ET VAGIN.

Le sarcome dont nous faisons mention est décrit
dans le compte rendu de Küster. La tumeur occupait la grande lèvre chez une petite fille de 6 ans.

Un cas pareil fut observé par Simon (Monatschrift
f. Gebk. 1857, XIII XIV), chez une jeune fille de
14 ans.

	0	10	20	30	40	50	60	70	80	90	T
Sarcome ..	1	»	»	»	»	»	»	»	»		1
Fibrome ..	»	»	»	2	»	»	»	»	»		2
Lipome ...	»	»	1	»	»	1	»	»	»		2
Enchondr..	»	»	»	1	»	»	»	»	»		1
Leymyôme.	»	1	»	»	»	»	»	»	»		1
Pàpillômes	»	2	»	»	»	»	»	»	»		2
Carcinome.	»	»	»	6	5	4	5	4	»		27
Kystes....	»	»	»	2	1	»	»	»	»		5
Total..........											41

Les fibromes avaient pour siége les grandes
lèvres (Billroth).

Les lipomes viennent des services de Bardeleben
et de Billroth. L'enchondrome qui a été observé
par Langenbeck, était situé à la grande lèvre et
son point de départ était probablement dans la
glande vulvo-vaginale.

Le myome dont l'observation est rapportée par
Küster, occupait le vestibule, près de l'ouverture
de l'urèthre. D'après lui, ce siége de la tumeur
serait vraiment insolite, jamais myome ne se
serait développé dans cette région. Klebs, dans
son anatomie pathologique , en parlant de ce
néoplasmes , dit qu'il s'en développe dans les
grandes lèvres. Paget a extirpé une tumeur de ce
genre Dans l'observation dont nous faisons mention, le point de départ était dans les fibres musculaires de l'urèthre.

Les papillomes étaient placés une fois à l'orifice externe de l'urèthre, deux fois aux grandes lèvres et une fois dans le vagin.

PÉNIS.

	0	10	20	30	40	50	60	70	80	90	T
Sarcome..	»	»	»	»	»	1	»	»	»		1
Carcinome.	»	»	2	2	18	20	14	11	»		67
Kyste.....	»	»	»	»	1	»	»	»	»		1
Total											69

Le carcinome est la production par excellence de cet organe. Nous n'avons trouvé qu'une seule tumeur conjonctive : c'est un fibro-sarcome dont l'observation appartient à Langenbeck. Il faut la rapprocher du cas décrit par Marcus Beck (Transact. of the pathol. society, vol. 24).

Quant à l'âge, le carcinome du pénis présente ceci de remarquable que sa fréquence se maintient jusqu'à 70 à 80 ans ; il se présente communément à cette période de la vie.

Nous n'avons pas trouvé d'exemple de névrome pléxiforme comme celui que M. Verneuil a décrit dans les Archives générales de médecine de 1861.

TESTICULE ET SCROTUM.

Les sarcomes et les carcinomes forment presque à eux seuls la totalité des tumeurs de l'organe.

Ainsi, les premiers constituent les 52 pour 100 et les derniers les 44 pour 100 des tumeurs dont l'on a

	0	10	20	30	40	50	60	70	80	90	T
Sarcome..	»	2	4	7	7	1	»	»	»		26
Fibromes.	»	»	»	1	»	»	»	»	»		1
Enchondr..	»	»	»	1	»	»	»	»	»		1
Adénome..	»	»	1	»	»	»	»	»	»		1
Carcinome.	»	2	3	4	7	3	»	1	»		22
No diagn..	»	»	»	»	»	»	»	»	»		12
Total.............											63

fait le diagnostic. Les autres néoplasmes, tous ensemble, ne constituent plus que les 6 pour 100.

Dans deux cas de sarcomes, c'était le scrotum qui était malade. Trois fois s'est présentée la variété kystique. La plus grande fréquence du sarcome est entre 40 et 50 ans.

Le cas de fibrome appartient à Bardeleben et l'enchondrome à Langenbeck.

Le carcinome a atteint le maximum de fréquence entre 40 et 50 ans. Kocher donne des résultats identiques. Ludlow (Curling) dit avoir trouvé, sur un chiffre de 51 observations : 21 cas entre 30 et 40 ans, 11 entre 20 et 30 ans, 6 entre 40 et 50 ans. Nous avons consigné deux observations de carcinomes antérieurs à l'âge de 20 ans ; elles sont de Billroth (chirurg. Klinik. Wien). Mais nous avouons que nous ne croyons pas nos résultats bien exacts pour deux raisons : d'un côté, le nombre de cas observés est relativement très-restreint, et, d'un autre côté, il n'y a pas d'accord absolu dans les auteurs au sujet du diagnostic histologique des tumeurs du testicule. C'est une étude à refaire.

VESSIE.

	0	10	20	30	40	50	60	70	80	90	H	F	T
Carcinome.	»	»	»	1	2	4	2	1	»		10	2	12

Prostate. — Un cas de carcinome (Billroth) chez un homme de 30 ans.

ANUS ET RECTUM

	0	10	20	30	40	50	60	70	80	90	H	F	T
Sarcome..	»	»	1	»	1	»	»	1	»		»	»	3
Polype....	3	2	2	3	2	2	1	»	»		5	4	17
Papillome.	»	»	1	»	«	»	»	»	»		»	1	1
Carcinome.	»	»	7	26	27	32	14	5	›		67	44	115
Kyste.....	»	»	1	»	»	»	»	»	»		1	»	1
Total..........											73	49	137

Les trois sarcomes occupaient le pourtour de l'anus; l'un des cas était un sarcome mélanique.

Le carcinome, comme on le voit, est la tumeur la plus fréquente de la région; il présente la particularité de se développer de très-bonne heure; sa fréquence commence déjà à l'âge de 30 à 40 ans, se maintient la même jusqu'à 60 ans, époque à laquelle elle atteint son vrai maximum. C'est l'homme surtout qui en est atteint.

Le kyste mentionné était un athérome de l'anus.

MEMBRE SUPÉRIEUR

REGION SCAPULAIRE

	0	10	20	30	40	50	60	70	80	90	H	F	T
Sarcome..	1	»	1	1	1	»	»	»	»		1	3	4
Fibrome ..	»	»	1	»	»	»	»	»	»		1	»	1
Lipome...	»	»	2	2	7	2	1	»	»		5	9	14
Angiome..	»	»	»	1	»	»	»	»	»		»	»	1
Kyste	»	1	»	»	1	1	»	»	»		»	»	3
Total............											7	12	23

Le degré de fréquence qu'atteignent ici les productions purement conjonctives est très-remarquable. Ainsi, dans d'autres régions, telles que la face, et surtout les lèvres, le tronc et près des extrémités thoraciques, ce sont les carcinomes qui prédominent, tandis que les sarcomes, les fibromes et les lipomes y sont tres-rares. Mais, dans la région scapulaire ces derniers néoplasmes et principalement les lipomes l'emportent par leur fréquence. Le carcinome, par contre, y est tout à fait exceptionnel. L'on peut affirmer, sans crainte d'être contredit, qu'il n'y a en réalité que des tumeurs dépendant du tissu conjonctif de cette région. Elles forment les 82 p. 100, dont 61 pour les lipomes, 17 pour les sarcomes et 4 pour les fibromes.

Les autres produits morbides que nous avons trouvés étaient : un angiome à la région sous-scapulaire et trois kystes, dont deux à échinocoques.

EPAULE

		0	10	20	30	40	50	60	70	80	90	H	F	T
Sarcome	parties molles	»	1	»	»	1	1	»	»	»		2	1	3
	os.	»	1	1	»	»	»	»	»	»		1	1	2
Fibrome. .		»	»	1	»	»	»	»	»	»		»	1	1
Lipome....		»	1	4	2	5	5	1	»	»		2	11	24
Angiome...		2	»	»	»	»	»	»	»	»		2	»	2
Lymphang..		»	1	»	»	»	»	»	»	»		1	»	1
Kyste......		»	»	1	»	1	»	»	»	»		»	1	2
Total...........												8	15	35

Ici, comme dans la région scapulaire, les productions conjonctives dominent. Nous n'avons pas trouvé une seule observation de carcinome. Ce sont les lipomes qui sont le plus fréquents ; ils comptent 66 p. 100 des néoplasmes observés. Les femmes en sont cinq fois plus fréquemment atteintes que les hommes.

Viennent ensuite, par ordre de fréquence, les sarcomes, dont le siége a été, deux fois sur les parties osseuses de l'articulation : une fois à l'extrémité externe de la clavicule, une autre fois à la tête de l'humérus, l'omoplate et la clavicule ensemble.

Le fibrome mentionné a été observé par Esmarch. Il était placé au-dessus de la partie claviculaire du muscle trapèze chez une femme de 24 ans.

Nous avons vu, dans les comptes-rendus de Billroth, un cas de lymphangiome, semblable à ceux

(*) Y compris 6 cas sans indications précises.

qu'on a décrits tant de fois dans l'aîne, et qu'on nomme en France *adéno-lymphocèles.*

Les kystes étaient deux cas d'échinocoques.

AISSELLE

	0	10	20	30	40	50	60	70	80	90	H	F	T
Sarcome...	»	2	3	4	2	4	»	»	»		11	6	17
Fibrome ...	»	»	1	»	»	«	»	»	»		1	»	1
Lipome	»	»	»	1	2	1	»	»	»		»	»	4
Limph.simp.	»	2	5	2	1	»	»	»	»		8	4	12
Lymph.med.	»	1	1	»	»	1	1	»	»		3	1	4
Angiome...	1	»	»	»	»	»	»	»	»		»	1	1
Kyste......	1	»	»	»	»	»	»	»	»		»	»	1
Total..........											23	12	38

Ici, comme dans les deux régions antérieures, ce sont les tumeurs non carcinomateuses qui dominent, mais à cette différence près que les lipomes y sont relativement rares.

Ce sont les sarcomes qui sont le plus fréquents, puisqu'ils forment presque la moitié des cas observés. Mais ajoutons que nous y avons compris quatre observations que Luecke a décrites sous le nom de lymphosarcomes. Sans vouloir répéter les explications que nous avons déjà données à propos de la région du cou, nous nous bornons à dire que ces lymphosarcomes sont des sarcomes véritables, mais qui se sont développés dans les glandes lymphatiques. Un point à noter, c'est la fréquence des sarcomes mélaniques à l'aisselle; sur 17 sarcomes nous en avons trouvé 4 de cette variété.

Nous avons inscrit comme fibrome un cas de chéloïde observé par Langenbeck, chez un homme de 26 ans.

Après les sarcomes viennent, par ordre de fréquence, les lymphomes simples ou médullaires; on peut même dire que ces deux sortes de tumeurs forment, à elles seules, la presque totalité des néoplasmes de la région; les sarcomes sont trois fois plus fréquents que les lymphomes. Ce sont les hommes qui en sont le plus souvent atteints.

Le kyste que nous mentionnons était un hygroma kystique congénital (Luecke).

BRAS

	0	10	20	30	40	50	60	70	80	90	H	F	T
Sarcôme { part. molles	»	3	»	»	1	2	5	»	»		5	6	11
(Os.	2	»	3	1	»	»	»	»	»		5	3	8
Fibrome...	»	»	»	»	1	1	»	»	»		1	1	2
Lipôme....	»	»	1	2	3	2	2	1	»		7	10	17
Enchondr..	»	2	»	»	»	»	»	»	»		1	1	2
Ostéôme...	»	4	»	»	»	»	»	»	»		3	1	4
Névrôme..	»	»	1	1	1	»	»	»	»		2	1	3
Angiôme..	»	»	1	»	»	»	»	»	»		»	1	1
Carcinome.	»	»	1	»	1	1	»	»	»		2	1	3
Kyste.....	»	»	»	1	1	»	»	»	»		1	1	2
S. diagnost.	»	»	»	»	»	»	»	»	»		»	»	2
Total.........											26	26	55

Les sarcomes de l'os occupaient quatre fois la tête

de l'humérus et devraient à la rigueur être comptés dans la région de l'épaule. Tous les autres cas reviennent au corps de l'humérus.

Les névromes siégeaient deux fois sur le trajet du nerf radial et une fois sur celui du cubital.

Les kystes viennent de Billroth : deux cas d'athérome.

RÉGION DU COUDE

Nous avons trouvé deux observations de sarcome, ayant affecté des femmes de 16 à 17 ans ; un cas de lipome, chez une femme de 33 ans, et, deux cas d'ostéosarcome de l'articulation chez un enfant de 14 ans et chez une femme de 28 ans. Nous avons rapporté ces deux cas à cette région, parce que les extrémités articulaires étaient toutes également atteintes, l'humérus autant que le radius et le cubitus.

AVANT-BRAS.

	0	10	20	30	40	50	60	70	80	90	H	F	T
Sarcome { parties molles	»	2	2	1	3	2	1	»	»		7	4	11
Sarcome { os.	1	»	1	»	1	»	»	»	»		2	1	3
Myxome..	»	»	»	»	»	1	»	»	»		»	1	3
Fibrome...	»	»	1	»	»	»	»	»	»		»	1	1
Lipome....	1	»	»	1	»	1	»	»	»		2	2	4
Ostéome..	»	»	3	»	»	»	»	»	»		3	»	3
Angione...	2	»	»	»	»	»	»	»	»		1	1	2
Névrome..	»	1	»	»	»	»	»	»	»		»	1	1
Carcinome.	»	»	»	»	»	1	1	»	»		2	»	2
Total..........											17	11	30

Barros.   6

Dans une observation de sarcome, la tumeur s'était développée dans la gaîne des tendons ; c'était le cas analogue pour deux myxomes. Les sarcomes des os avaient pris naissance sur le radius, à l'extrémité supérieure et inférieure du cubitus.

L'un des fibromes dépendait du nerf médian (névro-fibrome).

Des deux carcinomes, l'un était mélanique (Luecke) chez un homme de 58 ans.

En somme ce sont les sarcomes et les lipomes qui ont la prédominance dans cette région.

MAIN.

	0	10	20	30	40	50	60	70	80	90	H	F	T
Sarcome..	2	1	»	1	1	1	»	»	»		2	4	7
Mixome...	»	»	1	1	»	»	»	»	»		1	1	2
Fibrome ..	»	»	»	»	4	»	»	»	»		2	2	4
Lipome ...	1	»	1	»	»	»	»	»	»		1	1	2
Enchondr..	1	11	4	1	2	4	»	»	»		0	4	27
Ortéome..	»	»	2	»	»	»	»	»	»		2	»	3
Angiome..	1	1	»	»	»	»	»	»	»		2	»	2
Névrome..	»	»	1	2	»	»	»	»	»		1	»	3
Papillome.	»	»	»	»	»	»	1	»	»		»	»	1
Carcinome	»	»	1	3	1	2	8	3	1		14	7	21
Kyste.....	»	»	»	1	»	»	1	»	»		2	»	2
Total...........											36	19	74

Nous allons indiquer le lieu qu'occupait chaque variété des tumeurs de la main.

Les sarcomes siégeaient 2 fois à la paume de la main, chez deux femmes ; 1 fois à la partie dorsale, et 3 fois aux doigts. Ces trois derniers cas se rapportaient à des enfants du premier âge.

Deux des myxomes étaient situés à la paume de la main, et, dans une observation de Billroth, la tumeur avait pris naissance dans la gaîne du tendon du muscle fléchisseur du pouce.

L'un des fibromes était placé sur le bord radial du carpe ; un autre sur son bord cubital, et un troisième à la paume de la main. Des cas analogues ont été publiés par Monod et par Péan.

L'un des lipomes était une tumeur congénitale du côté dorsal de l'index. Ce néoplasme, qui est très-rare, a été décrit dans une thèse de Berlin par Carl Vogt qui le considère comme une forme rare de lipome congénital. Volkmann a parlé d'un lipome, situé sur la face palmaire, non congénital. La science possède beaucoup de cas de lipomes de la paume de la main (Pelletan, Rognetta, Robert Follin, Boinet, Trélat, Chassaignac, etc.).

Les enchondromes étaient presque toujours situés sur les doigts. Trois fois seulement la tumeur s'était développée dans les os du métacarpe, et une fois (Billroth) le néoplasme avait pris naissance dans la gaîne du fléchisseur de l'annulaire. Ils sont plus fréquents chez les hommes que chez les femmes, d'après notre tableau.

Des trois cas d'exostose, deux étaient du métacarpe, l'autre était une exostose sous unguéale de l'annulaire.

Les observations d'angiomes appartienne t à Lau genbeck et à Billroth (face dorsale de la main et doigts).

C'était sur les côtés latéraux des doigts que se trouvaient placés les trois cas de névromes que nous rapportons,

Quant aux carcinomes, sur 20 observations sur lesquelles nous avons eu des détails, 16 fois ils siégeaient sur la face dorsale de la main, une seule fois à la paume et 3 fois aux doigts. Parmi ces derniers, il y avait un carcinome mélanique.

Les kystes étaient des athéromes, l'un sur la face dorsale et l'autre à l'extrémité du doigt du milieu.

En somme, on dirait que les tumeurs de la main sont de préférence des sarcomes, des myxomes, ou des lipomes ; les carcinomes sont plus rares. Les doigts ont le privilége presque exclusif de produire des enchondromes.

MEMBRE INFÉRIEUR

RÉGION INGUINO-CRURALE.

	0	10	20	30	40	50	60	70	80	90	H	F	T
Sarcome..	»	1	1	5	1	2	»	»	»		6	4	10
Lipome...	»	1	»	2	»	»	»	1	»		2	3	5
Fibrone...	»	»	»	1	»	»	»	»	»		»	1	1
Angiome..	1	»	»	»	»	»	»	»	»		1	»	1
Lymphang.	»	1	»	»	»	»	»	»	»		»	1	1
Kyste.....	»	»	»	»	1	»	»	»	»		»	1	2
Sans diag..	»	»	»	»	»	»	»	»	»		»	»	4
Total...............											9	10	24

Les sarcomes et les lipomes formaient la grande majorité des tumeurs de la région, les premiers sont deux fois plus fréquents que les seconds. C'est à peine si nous avons rencontré des cas d'autres tumeurs ; pas un seul carcinome primitif. Notons que nous avons trouvé un lymphangiome (Billroth).

Le cas de fibrome que nous rapportons et dont nous avons vu l'observation dans le compte-rendu de la clinique de Langenbeck (1875), concerne une femme de 36 ans. Elle portait le néoplasme dans l'aine, et une autre tumeur analogue au périnée. C'était un fibrome qui avait pris naissance dans le tissu conjonctif sous-péritonéal, qui entoure la vessie, le vagin et le rectum. Le fibrome remplissait le petit bassin et s'était fait jour à travers l'anneau crural et l'ouverture inférieure du bassin.

RÉGION FESSIÈRE.

	10	20	30	40	50	60	70	80	90	H	F	T
Sarcome..	»	3	1	»	1	»	»	»		3	2	5
Fibrome ..	»	»	2	»	»	»	»	»	»	1	1	3
Lipome...	1	3	4	1	»	»	»	»	»	3	6	9
Enchondr.	»	»	»	1	»	»	»	»	»	1	»	1
Carcinome	»	1	»	»	»	»	»	»	»	1	»	1
Kyste.....	»	»	»	»	1	1	»	»	»	»	2	2
Total.............										9	11	21

Dans cette région, ce sont les lipomes qui l'emportent en fréquence. Ils appartiennent quelquefois à des formes mixtes, dites myxo-lipomes, qui pour Luecke, seraient d'un pronostic malin. Après ces tumeurs, viennent par ordre de fréquence les sarcomes qui, eux aussi, présentent des formes mixtes (myxo-sarcomes).

L'un des fibromes était un fibro-névrome du nerf sciatique (Billroth).

C'est au même auteur qu'appartient le cas d'enchondrome kystique : il s'était développé au niveau de l'articulation sacro-iliaque, chez un homme de 50 ans.

L'un des kystes était un kyste séreux de la bourse séreuse ischiatique; l'autre, c'était un athérome.

REGION DE LA HANCHE (*ou région coxale*).

	0	10	20	30	40	50	60	70	80	90	H	F	T
Sarcomes { Parties molles	»	»	»	»	»	»	1	»	»	»	»	1	1
{ Os.	»	»	»	»	3	»	»	»	»	»	1	2	3
Lipome ...	»	»	»	»	»	»	1	»	»	»	»	1	1
Chondrome	»	»	»	1	»	»	»	»	»	»	1	1	2
Papillome .	»	»	»	»	»	»	1	»	»	»	1	»	1
Carcinome.	»	»	»	»	1	»	»	»	»	»	1	»	1
Total............											4	5	9

Nous avons rangé sous ce titre des tumeurs qui se sont présentées à la partie la plus élevée et la plus externe de la cuisse. Nous les avons classées à part, parce que c'est à ce lieu bien déterminé que se sont montrées diverses tumeurs émanant des os du bassin.

Elles forment la très-grande majorité des néoplasmes observés. Sur 9 tumeurs, il y a trois observations de sarcome (Billroth) qui s'étaient développés dans les os du bassin en se faisant jour au-dessus du trochanter. Il en était de même pour les deux cas de chondromes (Billroth). Les autres produits morbides n'avaient rien présenté de remarquable.

CUISSE.

	0	10	20	30	40	50	60	70	80	90	H	F	T
Sarcome { parties molles	1	5	5	9	2	3	1	»	»		13	12	26
{ Os.		7	7	»	1	»	»	»	»		7	8	15
Lipome...	»	»	1	2	4	1	1	»	»		5	4	16
Ostéome...	»	2	»	»	»	»	»	»	»		1	1	3
Chondrome	»	·»	1	»	»	»	»	»	»		1	»	1
Névro fib..	»	»	»	1	»	»	»	»	»		1	»	1
Adénome..	»	»	»	»	»	1	»	»	»		»	1	1
Carcinome.	1	»	»	»	1	»	1	»	»		»	1	3
Total..........											28	27	66

Les tumeurs par excellence de la cuisse sont les sarcomes et les lipomes. Les premiers tiennent le premier rang : les sarcomes des parties molles et des os forment environ les deux tiers des produits morbides de la région. Ils se sont présentés très-souvent aux côtés interne et externe, puis en avant et rarement en arrière. Comme variétés, nous avons rencontré un sarcome mélanique et un myxo-sarcome. — Les sarcomes des os étaient situés 11 fois à l'extrémité inférieure du fémur,

4 fois à sa partie moyenne; parmi ces quatre derniers, il y avait deux observations de sarcome parostéal, dont parle Lücke (voir l'introduction); c'était chez deux femmes. Nous avons trouvé aussi un exemple de chondro-sarcome de la partie moyenne du fémur.

Les lipomes forment les 25 p. 100 des tumeurs de la région.

L'enchondrome a été décrit par Billroth; il a été observé chez un homme de 27 ans, sur l'extrémité inférieure de l'os.

Parmi les cas de carcinome, il y avait un fait remarquable. C'était chez un enfant, qui a été traité à la clinique de Kiel (Esmarch). Il présentait des fractures spontanées, et, après la mort du petit malade, l'autopsie révéla l'existence d'un véritable carcinome du fémur. (Langenbeck's Archiv, t. XXI, p. 825.)

GENOU.

	0	10	20	30	40	50	60	70	80	90	H	F	T
Sarcome..	»	1	2	2	»	1	»	»	»		4	2	6
Papillome.	»	»	1	»	»	»	»	»	»		1	»	1
Carcinome.	»	»	1	1	»	4	1	»	»		5	2	7
Kyste.....	»	»	1	1	»	»	»	»	»		1	1	2
Non diag..	»	»	»	»	»	»	»	»	»		»	»	6
Total..............											12	5	22

Les sarcomes étaient situés trois fois dans la région poplitée, trois fois sur la partie antérieure du

- 91 -

genou. Une fois la tumeur s'était développée dans la gaîne des nerfs poplités.

Dans deux observations de carcinomes, l'affection portait sur l'articulation elle-même ; dans les autres cas, c'était la peau qui avait donné naissance à ces néoplasmes.

Les kystes étaient situés tous les deux dans le creux poplité : c'étaient des athéromes.

JAMBE.

	0	10	20	30	40	50	60	70	80	90	H	F	T
Sarcome (parties molles	»	2	4	3	2	2	3	»	»		7	7	16
Sarcome (Os.	2	»	7	3	1	»	1	»	»		6	6	14
Fibrome ..	»	»	1	1	1	»	»	»	»		1	2	3
Ostéome..	»	1	2	»	3	»	»	»	»		4	2	6
Angiome..	1	»	»	»	»	»	»	»	»		1	»	1
Carcinome.	»	»	»	1	5	3	1	»	»		8	2	11
Total... ...											27	19	51

Les tumeurs les plus fréquentes de la région sont les sarcomes, tant des os que des parties molles. La place occupée par les ostéo-sarcomes a été 2 fois l'extrémité supérieure du péroné, 7 fois l'extrémité supérieure du tibia, 5 fois son extrémité inférieure. Parmi les sarcomes des parties molles, nous avons trouvé un exemple de sarcome mélanique, plus un myxo-sarcome.

Les fibromes appartenaient deux fois à la variété des fibromes des nerfs.

Dans les ostéomes, nous avons compté trois cas d'exostose et trois cas d'hyperostose du tibia.

PIED.

	0	10	20	30	40	50	60	70	80	90	H	F	T
Sarcome..	»	2	2	3	1	8	1	»	»		8	5	17
Fibrome..	»	2	»	»	»	»	»	»	»		1	»	3
Lipome...	1	»	1	»	»	»	»	1	»		3	»	3
Enchondr.	»	»	1	»	1	»	1	»	»		2	1	3
Exostose..	»	6	6	»	»	»	»	»	»		8	4	12
Angiome..	1	»	»	»	»	»	»	»	»		1	»	1
Papillome.	»	1	1	»	»	»	»	»	»		2	»	2
Carcinome	»	»	»	4	2	8	3	1	»		11	7	18
Total.............											36	17	59

Les lieux qu'occupaient les sarcomes étaient 9 fois le dos et 8 fois la plante des pieds. Notons l'extrême fréquence des tumeurs mélaniques : sur 17 cas que nous rapportons, nous en avons trouvé 5 appartenant à cette catégorie.

L'un des fibromes était congénital (Billroth) et siégeait sur le dos du pied ; un autre s'était déve-loppé sur les orteils, chez un vieillard de 75 ans.

L'enchondrome occupait une fois les orteils ; tous les autres cas d'enchondrome avaient pris naissance dans le métatarse.

Quant aux exostoses, nous les avons vues trois fois au métatarse ; tous les autres cas se rapportent aux orteils et surtout au gros orteil, sous la forme d'exostose sous-unguéale : 8 fois c'était le gros orteil, et une fois le deuxième orteil qui en était atteint.

Nous avons trouvé 14 fois le carcinome siégeant soit à la plante, soit au dos du pied, 4 fois aux orteils. Comme pour les sarcomes, la forme mélanique est très-fréquente (4 observations).

Il nous semble inutile de répéter pour chaque région et chaque organe les résultats que l'énumération des observations met assez en lumière. Nous savons parfaitement que notre travail laisse beaucoup à désirer; le nombre des observations que nous rapportons, quoique considérable, ne suffit pas pour tirer des conclusions plus ou moins absolues. Nous ne nous dissimulons pas non plus les lacunes qu'on pourra relever par ci et par là, et qui tiennent au manque de détails ou à l'inexactitude du diagnostic.

De même, nous n'avons pas pu, en traitant des tumeurs du cou, préciser exactement la place occupée par les kystes, malgré l'intérêt attaché à la question. Cela tient-il à une disposition anatomique ou à un vice de développement? Les auteurs traitant cette question incomplétement à propos de chaque observation en particulier, nous n'avons pas pu conclure. Malgré ces défauts inhérents à notre travail, nous espérons que le chirurgien pourra trouver des renseignements très-utiles sur la fréquence relative des diverses espèces de tumeurs, dans une région, déterminer ou mieux préjuger la nature de

491 cas. CARCINOME DU SEIN.

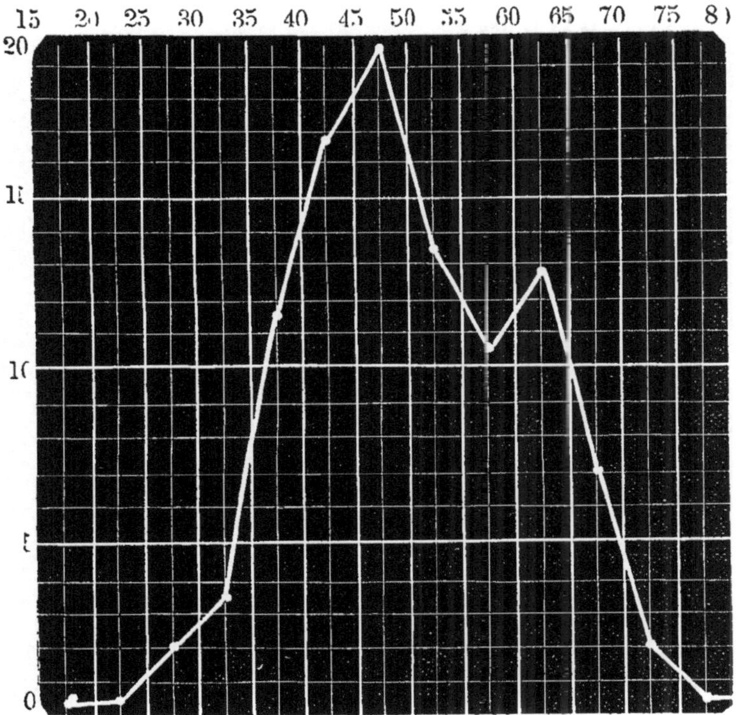

(*) Dans celui-ci il faudra remarquer l'ascension subite entre 30 et 40 pour atteindre son maximum entre 45 et 50. Descente assez subite, mais recrudescence entre 60 et 65, recrudescence d'autant plus notable, attendu la diminution de la population à cet âge.

la tumeur rien qu'à l'inspection de la région, de l'âge et du développement du néoplasme.

Pour compléter notre travail, nous avons fait un tableau d'ensemble, montrant aisément le degré de

437 cas. CARCINOME DE LA PEAU DE LA FACE.

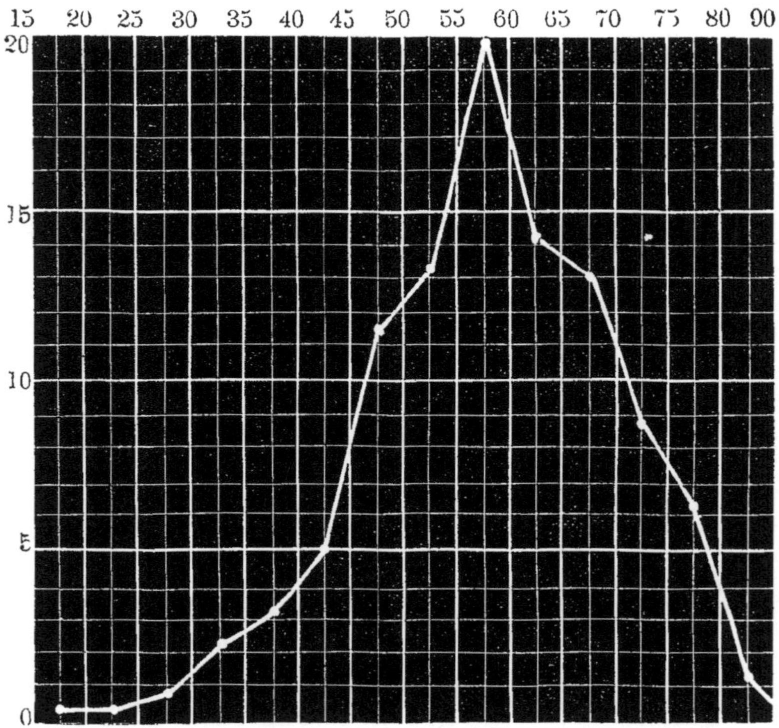

(*) Ascension graduelle pour atteindre le maximum entre 55 et 60, d.x ans plus tard que pour le sein; descente graduelle.

fréquence de chaque tumeur en général, la variété

qui prédomine dans chaque région et le sexe qui en est atteint de préférence.

Comme appendice général, nous avons ajouté quelques tracés graphiques servant à déterminer la fréquence relative du carcinome, aux diverses

99 cas. CARCINOME DE LA LANGUE.

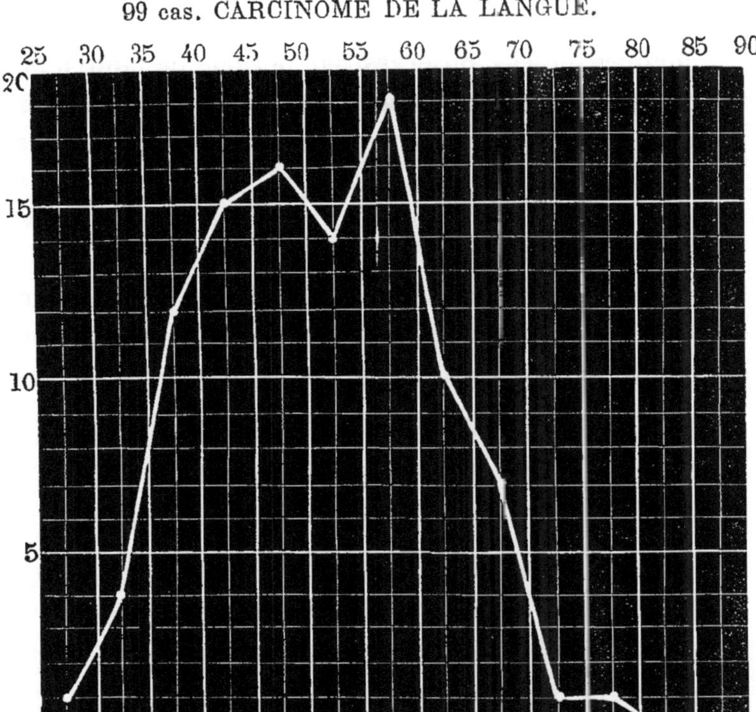

(*) Comme pour la peau, le maximum est atteint entre 55 et 60 ans; mais si l'on examine attentivement, l'on pourra noter que 15 ans auparavant, quand le carcinome cutané est encore très-peu fréquent, le carcinome de la langue l'est déjà assez. Donc apparition plus tôt que l'autre.

époques de la vie, et à résoudre la question suivante : Le carcinome se montre-t-il toujours le même dans son évolution ? Nous avons choisi trois formes différentes : le carcinome épithélial de la peau, celui des muqueuses (exemple la langue), et le carcinome des glandes (type : mamelle).

Pour faire ce tableau, nous avons compté le nombre de cas observés par période de cinq ans, nous avons comparé les résultats avec le total des observations. Les numéros qui sont à gauche de chaque tableau indiquent le tant pour cent des cas observés, et les numéros d'en haut l'âge, par périodes de cinq ans.

Nous espérons que nos efforts pour éclaircir la question du diagnostic des tumeurs sera de quelque utilité au praticien, malgré tout ce que cette question si difficile laisse encore à désirer.

Paris. — A. PARENT, imp. de la Faculté de Médecine, r. M.-le-Prince, 29-31.

RÉGIONS.	Sarcome.	Myxome.	Fibrome.	Lipome.	Enchondr.	Ostéome.	Léyiome.	Fibro-myome.	Angiome.	Lymphangiome.	Lymphome simple.	Lymphome médullaire.	Névrome.	Adénome.	Cysto-adénome.	Hipertrophie particile.	Polype muqueux.	Papillome.	Carcinome.	Kyste.	Non diagnost.	TOTAL.	M.	F.
…ale et occipitale.	11 (8-3)			(1.)	1 (h.)				8 (4-4)										2 (1-1)	30 (10-1 4)		53	30	23
………	2 (1-1)		2 (h.)	(4-1)	1				5										16 (4-12)	7 (4-3)		37	14	17
…pot………	2 (1-1)			(h.)					1 (f.)										22 (10-12)	1 (f.)		29	11	15
…………									1 (f.)									1 (h.)	17 (16-1)	1 (f.)		20	17	3
…………	1 (f.)		2 (1-1)						12 (7-5)									2	78 (37-31)			83	45	38
…res.	3		1						22										206 (196-10)	5 (1 h.)		220	210	10
…peau).	4, 1 (f.)		3 (2-1)	(3-1)														1	43 (27-10)			57	31	17
…………	14 (8-6)		11 (6-5)	(h.)	2 (1-1)				15 (7-8)										71 (53-18)	14 (8-6)	3	135	87	44
…asale.	25 (15-10)	1			1 (h.)														11 (6-5)	6 (3-3)		48	25	20
…………	11 (8-3)		31 (27-4)																8 (3-5)			55	45	25
…uqueuse).			2 (1 h.)						2 (1-1)								44 (6-14)		12 (11-1)			16	13	2
…………	1 (h.)								2 (1-1)									2 (h.)	107 (86-37)	27 (8-11)		130	86	37
…ire supérieur.	53 (25-19)		9 (4-1)		8 (2-1)	3													92 (55-20)	10 (4-5)	7	175	80	60
…ire inférieur.	40 (21-24)		4 (2-2)			2			1										68 (40-19)		9	125	61	47
…x.	7 (4-3)		6 (3-1)	1 (f.)															9 (7-2)			30	10	9
…e.	16 (8-8)		2 (f.)	16 (8-14)	17 (9-4)				4 (2-2)						3 (2-1)				9 (5-2)	2 (1-1)	2	51	21	27
…………	10 (6-4)		1 (h.)	1 (f.)	1 (h.)														3 (2-1)	2		47	26	12
…lombaire	1 (f.)																					2		
…occygien (a).	1	1 (h.)	1						2			4 (3-1)							3 (1-2)	6		14		7
…antérieur latér.	8 (4-2)		1 (h.)	5 (2-3)	2				1 (f.)				3 (2-1)						3 (1-2)	1 (h.)		22	6	13
…m.	7 (4-3)		4 (1-3)	6 (4 f.)									1 (f.)						3 (2-1)	2 (1-1)	3	26	8	13
…e.	35 (1-34)	3	3			37							3 (1 h)	12		14 (2-12)			496 (4-491)	8 (1-7)		170		502
…………	2		2	1			1										8		56			143		
…vulve,	1		1	1										12				2	27	5	12	41		
…rotum.	26												1	1					22			83		
…………	1																		67	1	17	60		
…………	2																		5			108		
…………																	17 (3-4)	1 (f.)	12 (10-2)	1 (f.)		32		
…anus.	3																1 (f.)	1 (f.)	115 (67-44)	1 (h.)		147	73	49
…scapulaire.	4 (1-3)		1 (h.)	14 (5-9)					1	1 (h.)										3		270	7	12
…………	5 (3-2)		1 (f.)	24 (8-11)					2 (h.)											2 (1 f.)		35	8	15
…………	17 (11-6)		1 (h.)	17 (7-10)	2 (1-1)	4 (3-1)			1 (f.)		12 (8-4)	4 (3-1)								1		38	23	12
…………	19 (10-9)		2 (1-1)	4 (2-8)	3 (h.)				2 (1-1)			3 (2-1)							3 (2-1)	2 (1-1)	2	55	26	26
…rax.	14 (9-5)	3 (1 f.)	1 (f.)	2 (1-1)	27 (9-4)	3 (2 h.)			3 (h.)	1 (h.)		1 (f.)						1	2 (h)			90	17	11
…………	7 (2-4)	2 (1-1)	4 (2-2)	2 (1-1)					1 (h.)	1 (h.)		3 (1 h)							21 (14-7)	2 (h.)		74	36	19
…nguinale crur.	10 (6-4)		1 (f.)	5 (2-3)	2 (1-1)															2 (1 f.)	4	24	9	10
…de la hanche.	4 (1-3)			1 (f.)	1 (h.)													1 (h.)	1 (h.)			9	4	5
…essaire.	5 (3-2)		3 (1-1)	9 (3-6)					3 (1-1)	1 (f.)			1 (h.)	1 (f.)		1 (h.)			1 (h.)	2 (f.)		21	9	11
…………	41 (20-20)			16 (6-4)	1 (h.)	3 (1-1)													3 (1 f.)			95	28	27
…………	6 (4-2)								1 (h.)				1 (h.)				1 (h.)	1 (h.)	7 (5-2)	2 (1-1)	6	22	12	5
…………	30 (13-13)		3 (1-2)	3 (h.)	3 (2-1)	6 (2-4)			1 (h.)										11 (8-2)			51	27	19
…………	17 (8-5)		3 (1 h.)						1 (h.)									2 (h.)	18 (11-7)			50	36	17
…………	475	10	105	150	65	40	1	37	90	2	10	4	8	17	94	14	69	14	1779	148	63	3285		

Docteur LEGROS

ÉLECTROTHÉRAPIE DE GUERRE

NOTIONS ESSENTIELLES

D'ÉLECTROTHÉRAPIE

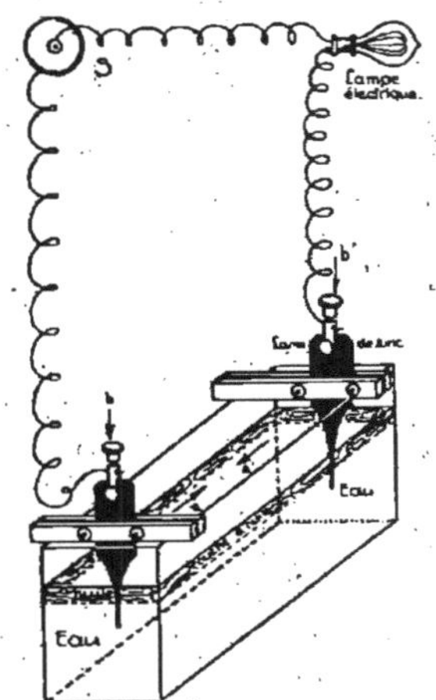

PARIS

A. MALOINE & FILS, ÉDITEURS

27, RUE DE L'ÉCOLE-DE-MÉDECINE, 27

1916

NOTIONS ESSENTIELLES
D'ÉLECTROTHÉRAPIE

NOTIONS ESSENTIELLES

D'ÉLECTROTHÉRAPIE

PAR

Le Docteur LEGROS

Médecin Aide-Major de 1re classe,
Ancien interne des Hôpitaux de Paris,
Chef du Laboratoire d'Électroradiologie de l'Hôpital Tenon.

PARIS

A. MALOINE ET FILS, ÉDITEURS
27, RUE DE L'ÉCOLE-DE-MÉDECINE, 27

1916

NOTIONS ESSENTIELLES D'ÉLECTROTHÉRAPIE [1]

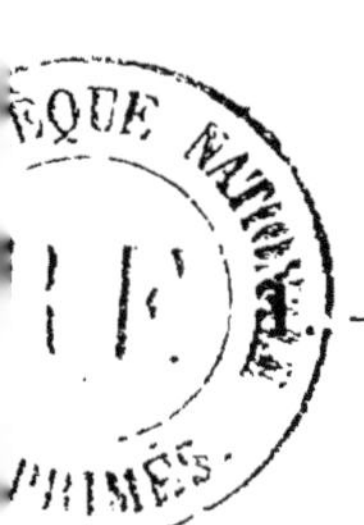 **1.** — DÉFINITIONS ÉLECTRIQUES.

Pile. — Une pile est un générateur d'électricité prenant sa source dans une action chimique. Soit une lame de zinc et un charbon dans un vase d'eau acidulée sulfurique. Z N, métal attaqué est le pôle négatif, le liquide avec une électrode non attaquable constitue le pôle positif.

Courant. — Si on relie les deux pôles par un fil conducteur, ce fil sera le siège d'un écoulement électrique, d'un courant. Comme dans deux vases communicants, l'écoulement dure tant qu'il y a différence de niveau électrique ou de potentiel. Comme il y a un 0 des altitudes il y a un 0 des potentiels.

Un corps électrisé relié à la terre tombe au potentiel 0. La tension du courant est liée à la force électromotrice E. L'unité de E est le volt, c'est approximativement la E d'un élément Daniëll.

Un conducteur électrique offre comme une canalisation d'eau une résistance R. Elle est proportionnelle à la longueur et inverse de la section. $R = \dfrac{L}{S}$.

Mais en électricité la résistance spécifique du conducteur intervient également. On a donc $R = r\,\dfrac{L}{S}$.

Ohm. — On considère arbitrairement comme unité de résistance celle d'un fil de cuivre recuit de 50 mètres de longueur et de 1 millimètre de diamètre : c'est l'ohm.

Intensité. — Nous connaissons E et R, la pression et la résistance, reste le débit. Le débit ou intensité I, c'est la quantité d'eau ou d'électricité traversant une section du canal ou du conducteur en une seconde. $I = \dfrac{E}{R}$.

Ampère. — Quand E = un volt (Daniell), si R = un ohm (fil de cuivre), alors I = un ampère. En résumé l'ampère exprime le débit, le volt, la pression.

Courants galvaniques. — Nous emploierons des courants de 0 à 50 volts, de 1 à 60 milliampères. On peut aller jusqu'à 200 et 250 millis dans certaines conditions. Le courant peut nous être donné par des piles, des accumulateurs, le secteur de ville. Le cou-

rant d'une pile peut être constant (état permanent)
ou variable (fermeture, ouverture du courant). Il est
toujours de même sens (rivière qui coule). Fermer le

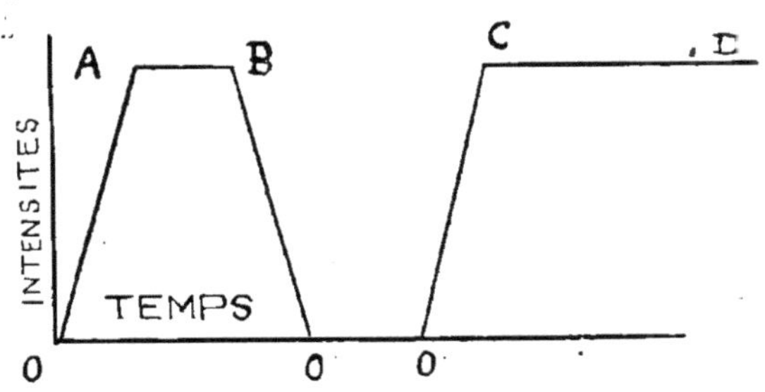

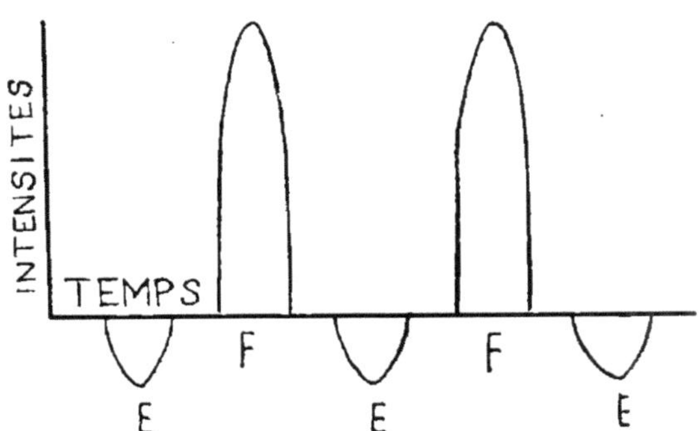

Fig. 1. — Schéma d'un courant continu.
OA, état variable de fermeture; — AB, état permanent; — BO, état
variable d'ouverture. CD, état permanent.

Schéma d'un courant faradique.
F. F, ondes positives de rupture; — E. E, ondes négatives de
fermeture.

courant c'est fermer son circuit, établir son passage;
l'ouvrir au contraire c'est le rompre (fig. 1).

Il y a des courants de sens variable (courants alternatifs). Telle l'eau dans deux vases communicants réunis par un canal rigide et faisant jeu de bascule. Alors le sens du courant change à chaque fois. Ce courant est celui d'une dynamo. Il peut être employé pour les lampes, l'air chaud, les galvanocautères. Il doit être modifié pour l'électrothérapie proprement dite.

Courants faradiques. — Ces courants produits par la bobine d'induction ou de Rhumkorff sont en somme des courants alternatifs (fig. 1) mais à ondes inégales et séparées. Pratiquement les ondes de rupture positives F... F... seules comptent, Leur fréquence peut être plus ou moins grande.

Statique. — Il y a encore les courants statiques (machine statique) bains, douches, effluves.

Haute fréquence. — Les courants de haute fréquence sont à haute tension (milliers de volts), alternatifs (le sens varie plus de 100.000 fois à la seconde). A cette fréquence, plus de contractions musculaires, ni de chocs sensitifs. Mais des phénomènes d'un ordre nouveau apparaissent, le lit condensateur, l'auto-conduction, les effluves agissent sur la nutrition et la circulation.

Il faut connaître les courants intermittents de Leduc, ce sont des courants galvaniques intermittents (états variables), de basse tension. Expérimentalement, ils déterminent le sommeil et l'anesthésie générale. Leur emploi a été envisagé industriellement : Un bœuf de 8 0 kilogrammes est abattu par le passage de 100 milliampères, sous 110 volts, interrompus 100 fois par seconde (application sur l'axe cérébro-spinal).

II. — Production et emploi,
DES COURANTS GALVANIQUES OU CONTINUS

Schématiquement, sur une résistance de un ohm, un élément Daniell donne un volt et un ampère, mais le corps humain offre une résistance de plus de mille ohms et nous n'avons besoin médicalement que de milliampères. D'où la nécessité d'augmenter E (tension) de diminuer R (résistance). Le courant galvanique peut nous être fourni par une *batterie* de piles ou d'accus, ou par un *secteur de ville*.

Piles. — Il faut que la pile ne polarise pas trop. La polarisation qui augmente la R est liée dans une pile à la contre-réaction chimique et à la fixation d'hydrogène sur l'électrode +. Les piles peuvent être :

Au *chlorure d'ammonium* (Leclanché, Bergonié) 130 grammes de sel ammoniac cristallisé pur, par litre d'eau distillée. Comme dépolarisant on emploie le bioxyde de manganèse granulé (bourrant un vase poreux en charbon paraffiné à son ouverture), une *lame* de zinc amalgamé constitue le pôle négatif ;

Au *chlorure de zinc* (Gaiffe) même dépolarisant

et charbon également, 200 grammes de chlorure de zinc sec pour 1 litre ;

Au *bisulfate de mercure* : 175 grammes de bisulfate et 175 grammes d'acide sulfurique par litre d'eau.

Il faut 32 éléments réunis en tension + — + —... (fig. 2). Ils doivent pouvoir être mis au repos facile-

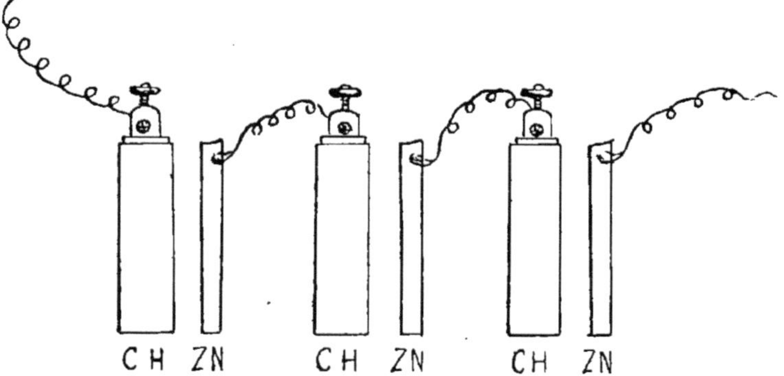

Fig. 2. — Éléments de pile (charbons, zincs) réunis en tension.

ment et nécessairement. Il est utile de pouvoir dé-monter et remplacer les zincs et les charbons.

Rhéostats. — Un collecteur permet de prendre 8, 10, 12 éléments, mais il donne des à-coups, il faut donc en outre un rhéostat, conducteur résista nt. réglable, qui fait varier insensiblement l'intensité. On connaît les rhéostats liquides de Bergonié et de Guilloz. Le rhéostat de Bergonié est basé sur la plongée variable dans un liquide acidulé, de lames de charbon amincies suivant une courbe parabolique. Les rhéostats s'intercalent dans le circuit où est placé le malade, on dit qu'on les monte en tension.

Récemment (1) Bordier a indiqué un procédé simplifié de rhéostat flacon qui pourrait servir à l'utilisation directe du courant de secteur. Il nous paraît préférable de ne l'utiliser que sur batteries de piles, on peut être alors amené à modifier sa résis-

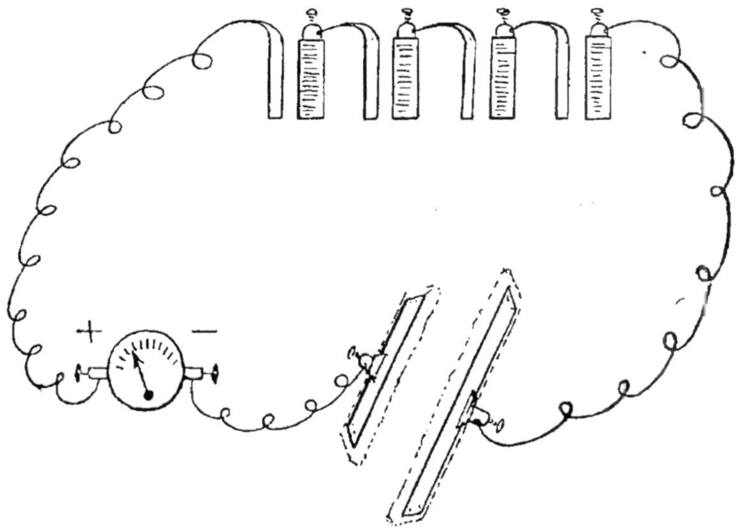

Fig. 3. — Éléments de pile (cuivre, zinc : Daniell),
galvanomètre et utilisation.

tance en s'inspirant toujours de son principe ingénieux. Il se compose d'un flacon de 200 à 300 centimètres cubes, à ouverture large. On met au fond une couche de 1 centimètre de chloroforme, on remplit d'eau aux 2 tiers. On y fait pénétrer à travers le bouchon deux tiges ou fils métalliques isolés, décapés seulement à leur extrémité, l'un s'arrête à 3 centimètres au-dessous

(1) *Presse Médicale*, 29 octobre 1914, 4 février 1915.

de la surface de l'eau, l'autre passe par un tube de verre et va jusqu'au fond du flacon, il sort du tube à ce niveau et se termine horizontalement par une extrémité un peu recourbée, on y enroule un fil métallique très fin (un des brins de cuivre rouge d'un conducteur souple). Toute cette partie décapée du fil ne sort pas de la couche chloroformique pour une position verticale et stable du flacon.

Ainsi le courant n'arrive au sujet que par l'intermédiaire de la résistance de l'eau et du chloroforme. Si on incline le flacon légèrement, on fait varier l'épaisseur de la couche chloroformique jusqu'à ce que le brin de cuivre très fin, puis le fil plus gros, émergent de cette couche. Ainsi varie la résistance, donc l'intensité. Nous parlerons plus loin d'autres types de rhéostats à eau, il est facile d'en combiner et construire soi-même.

Galvanomètre. — Pour le traitement par les courants galvaniques un galvanomètre est des plus utiles, nous eussions dit autrefois qu'il était indispensable. On ne peut en tout cas s'en passer pour les électro-diagnostics. Le galvanomètre est basé sur la dérivation d'une aiguille aimantée par le passage d'un courant dans un conducteur auquel l'aiguille est primitivement parallèle. Le galvanomètre ou milliampèremètre s'intercale en *tension* (fig. 3), il doit être apériodique (dérivation immédiate et aiguille restant en position fixe), il doit avoir des graduations larges et nettes. Enfin, il faut un interrupteur et un inverseur de courant. On trouvera partout des interrupteurs et renverseurs simples à manette. Un métronome peut être transformé en interrupteur simple ou en interrupteur inverseur, il donne alors des inter-

ruptions ou des inversions automatiquement rythmées.

Le secteur de ville. Réducteurs de potentiel. —
Le secteur peut nous donner également du continu.

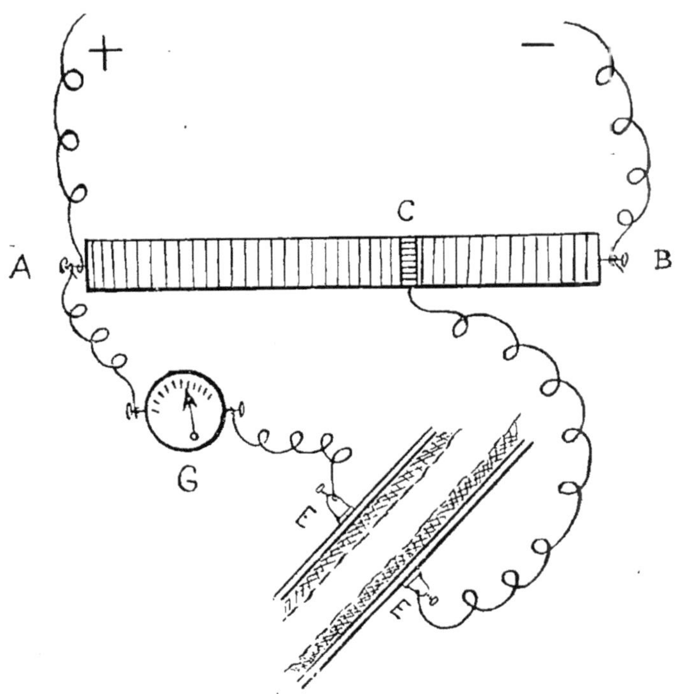

Fig. 4. — Schéma de réducteur de potentiel, galvanomètre et
utilisation.

Il nous faut pour l'utiliser un *réducteur de potentiel*.
C'est une résistance de plusieurs milliers d'ohms,
traversée par le courant. Celui-ci passe d'abord ou
non suivant le type du réducteur choisi, à travers

une lampe à incandescence puis par le réducteur et nous prenons nos contacts pour l'utilisation du galvanique sur des points variables de la résistance, ainsi intercalée partiellement ou tout entière (fig. 4). Le sujet se trouve donc placé sur une dérivation du circuit principal, il est pour ainsi dire en dehors des à-coups qui peuvent survenir dans le voltage du secteur. Mais aussi, nous dépensons à la fois le courant utilisé (circuit dérivé) et le courant qui s'écoule par le circuit principal. Les rhéostats ne donnent pas cette perte mais aussi sont montés en tension sur le circuit (à-coups possibles).

Nogier (1) a récemment publié les indications nécessaires à la construction d'un modèle simple de son réducteur de potentiel ainsi susceptible d'être établi à bon marché et donnant toute sécurité pour l'emploi du courant des secteurs. Son très intéressant article donne en détail les instructions utiles.

Notons ici que sur secteurs des grandes villes, la crainte de canalisations trop peu souterraines ou défectueuses doit nous faire isoler le malade des conduites d'eau de gaz et du sol (linoléum épais). A. Weill.

Larat et Lehmann (2) indiquant un type d'installation de fortune partout réalisable nous donnent le moyen de nous passer en cas de nécessité stricte à la fois de réducteur de potentiel et de galvanomètre. Je multiplie à dessein la reproduction de ces utiles indications.

(1) *Presse médicale*, 22 avril 1915.
(2) *Presse médicale*, 4 février 1914.

Deux cas sont à prévoir :

1° On dispose du courant continu : on constitue un réducteur de potentiel avec une cuve d'eau rectangu-

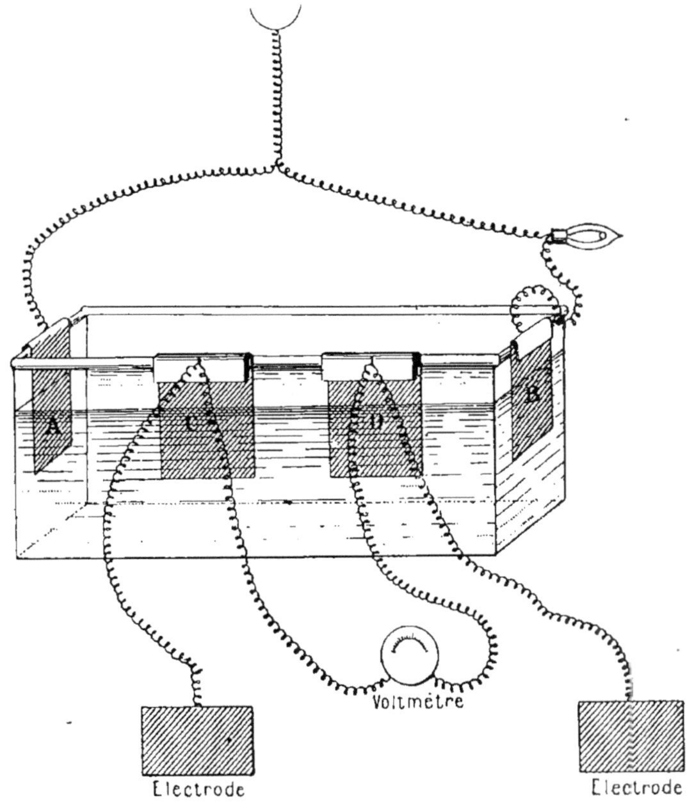

Fig. 5. — Réducteur de potentiel de fortune d'après Larat et Lehmann.

laire (verre, faïence ou bois étanche) d'au moins 40 centimètres et 4 plaques (zinc, étain ou plomb) recourbées et accrochées suivant le dispositif de la figure 5.

Le courant du secteur est amené dans la cuve aux plaques A et B par un fil souple de lampe mobile à double conducteur. Un de ces conducteurs sectionné reçoit intercalée une lampe d'éclairage ordinaire qui garantit contre les court-circuits, possibles dans le courant primaire. Le courant repris aux plaques C et D passe ainsi à travers la résistance de l'eau ; en éloignant plus ou moins C de A, D de B, on gradue à volonté le courant. On conduit ensuite le courant directement des plaques C et D aux électrodes d'utilisation (p. 25), en montant en *dérivation* un voltmètre, toujours facile à acquérir, sur le circuit. Enfin, on reconnaît les pôles des fils conducteurs en immergeant leur extrémité décapée dans un vase d'eau acidulée et en augmentant progressivement le courant ; le pôle où il y a dégagement de bulles gazeuses est le pôle négatif (fig. 6).

La résistance moyenne du corps humain dans nos applications médicales étant de 1.000 ohms environ, si pour une position donnée des plaques C D, le circuit étant fermé sur le malade, le voltmètre accuse 10 volts, c'est que le malade sera soumis à un courant d'environ 10 milliampères car $I = \dfrac{E}{R}$.

2° Si l'on dispose disent les auteurs, du courant d'éclairage alternatif, *inutilisable*, ou si l'on n'a aucun courant de secteur, on montera en série 15 éléments de piles à sonnerie, une électrode sera reliée à l'un des pôles et la seconde à l'autre pôle du 4e, 6e, 8e élément, suivant l'intensité recherchée ; chaque pile donnant environ un volt et demi, il faudra 7 à 8 éléments pour avoir 10 millis. Les dispositifs de Larat et Lehmann nous paraissent des plus pratiques et tout à fait recommandables. Notons seulement que les piles à sonnerie ordinaires, polarisent très vite et donnent peu d'in-

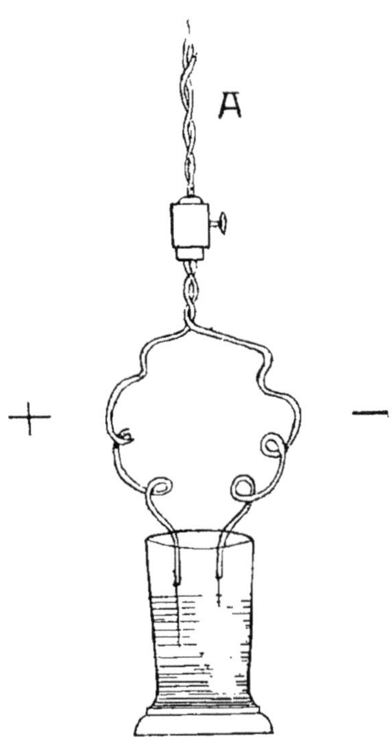

Fig. 6. — Détermination des pôles.

tensité si l'on emploie le vase poreux très résistant et le petit bâton de zinc à faible surface. On remplacera donc les vases par des sacs, les crayons de zinc par des lames.

Sur secteur nous préconisons nous-même le dispositif suivant (fig. 7). Il est basé sur la plongée *variable*

2

de deux plaques métalliques (étain, zinc) très sim-

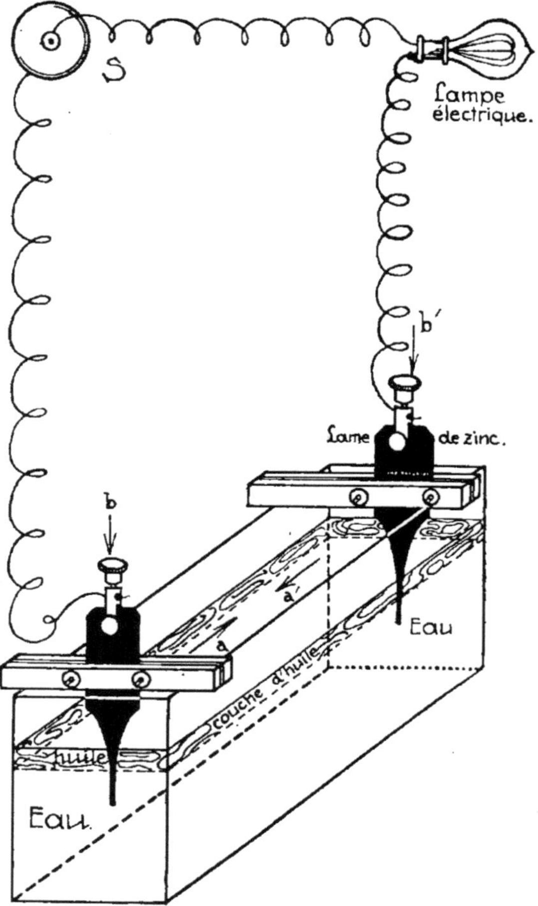

Fig. 7. — Réducteur de potentiel de fortune.

plement maintenues par des vis entre deux règles chacune. On desserre ces règles à volonté.

Les lames peuvent donc plonger plus ou moins par glissement, elles peuvent également être éloignées ou rapprochées l'une de l'autre, par déplacement des réglettes. Le liquide de la cuve est, ou bien de l'eau légèrement salée ou acidulée, ou bien de l'eau de source pure, ou bien de l'eau distillée. La résistance croît progressivement suivant que l'on emploie le premier, le second ou le troisième de ces liquides. Elle est donc à son maximum si l'on réunit ces conditions : 1° le maximum d'éloignement des plaques (figure 7); 2° leur plongée minima; 3° le choix d'eau distillée comme résistance liquide. On conçoit que ces facteurs variables et multiples donnent, si l'on peut employer cette expression, une grande élasticité à notre réducteur de potentiel. Enfin s'il était nécessaire une couche d'huile de vaseline à la surface de l'eau distillée augmenterait encore la résistance au début de la plongée.

Il faut dans la figure 7 reprendre le courant dans la cuve au moyen de deux plaques métalliques non représentées que l'on accrochera près l'une de l'autre sur le milieu du grand côté comme dans le dispositif de la figure 5.

Le courant est ensuite amené directement au malade. Un voltmètre peut être monté en dérivation.

Enfin on ajoutera utilement un fusible bipolaire sur le trajet du courant primaire.

Un de nos collègues le docteur Augé a rapidement combiné, pendant la troisième série de nos cours un réducteur de potentiel à eau sous forme d'un petit tableau horizontal qui a vivement intéressé nos confrères présents.

Je vous présente moi-même un modèle de ce genre modifié auquel, me semble-t-il, on peut s'arrêter pour l'utilisation pratique et bon marché du courant continu. Il me revient à peu près à 25 francs, sans milliampèremètre bien entendu. Il se compose d'une petite cuve rectangulaire en bois de chêne paraffinée pour la

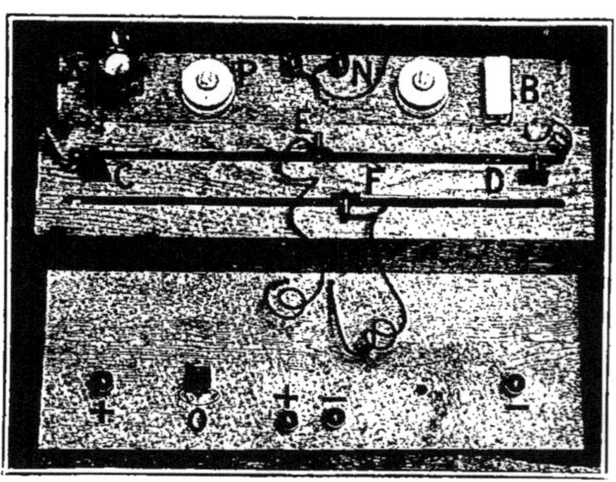

Fig. 8. — Autre dispositif formant réducteur de potentiel et table, pour l'utilisation du courant continu du secteur.

rendre étanche. Elle repose sur une planche horizontale et glisse à la manière d'un tiroir sous une planchette percée de 2 rainures longitudinales et parallèles et de 2 petites fentes aux extrémités. On place la cuve remplie d'eau pure, elle disparaît alors sous la planchette à rainures qui la recouvre (fig. 8). On amène le courant en le faisant passer par une lampe de 50 volts A et par un fusible bipolaire B jusqu'aux 2 petites

fentes latérales de la cuve où plongent les charbons C
et D ; le courant est donc soumis à la résistance de
l'eau interposée. On le reprend à l'aide de deux charbons semblables E et F mais ceux-ci, reliés à un fil
simple, peuvent se déplacer latéralement suivant
chacune des rainures longitudinales.

On fait varier l'intensité du courant en rapprochant
plus ou moins E de C ou F de D. Si au contraire les
charbons cheminent en sens inverse et s'entre-croisent
le sens du courant change dans les fils souples qui y
aboutissent.

Il est bon d'enduire les 2 bornes d'arrivée du courant P. N. d'un vernis isolant ou mieux encore de les
recouvrir d'une petite boîte qui ne permette pas au
malade d'y toucher. De même pour les têtes de charbons fixes C et D.

En bas du tableau quatre bornes permettent l'utilisation du courant. On peut le prendre sur les deux
bornes + — les plus excentriques et brancher un
voltmètre entre les autres bornes. On peut encore se
servir de celles-ci comme d'un second poste.

On reconnaît les pôles comme il a été dit plus haut,
en cas de polarité inversée, il suffit de modifier la
position de la douille de lampe qui amène le courant
au tableau ou d'inverser les charbons mobiles E et F.

Notons enfin qu'un contact de porte O permet par
simple pression du doigt d'interrompre ou de rétablir
le passage du courant. Il permet également de faire
à la main du courant galvanique rythmé.

Il est facile de transformer notre réducteur de
potentiel en tableau mural par simple changement de
la position de la cuve à eau.

Nous indiquerons encore comme très pratique la construction du rhéostat de Duchenne de Boutogne.

Ce rhéostat se compose : d'une éprouvette à dessécher les gaz fermée en bas par un bouchon de caoutchouc. Une tige de cuivre le traverse et est reliée à un des

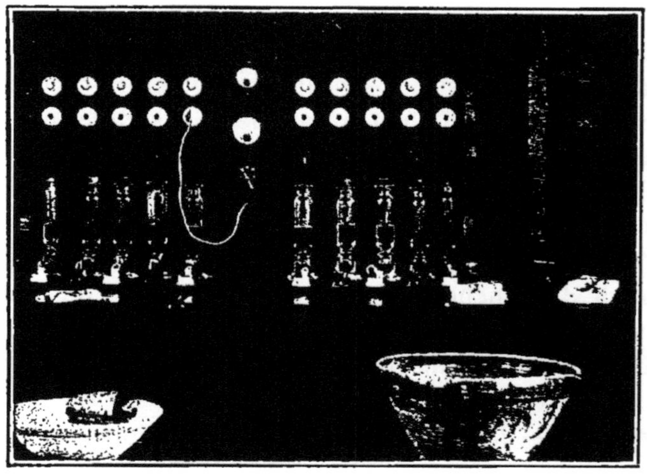

Fig. 9. — Installation galvanique de fortune à 10 postes.

pôles de la source. En haut l'éprouvette est également fermée par un bouchon traversé par une tige métallique reliée à l'autre pôle. mais cette tige se termine inférieurement par un crayon de charbon, portant un pinceau de soie de verre. De l'eau acidulée remplit l'éprouvette aux deux tiers. Le passage du courant à travers le rhéostat s'établit par plongée de la tige supérieure (glissement par frottement ou descente par crémaillère) et montée de l'eau acidulée par capillarité au contact de la soie de verre.

Il est entendu que nous ne parlons ici que d'un *rhéostat*.

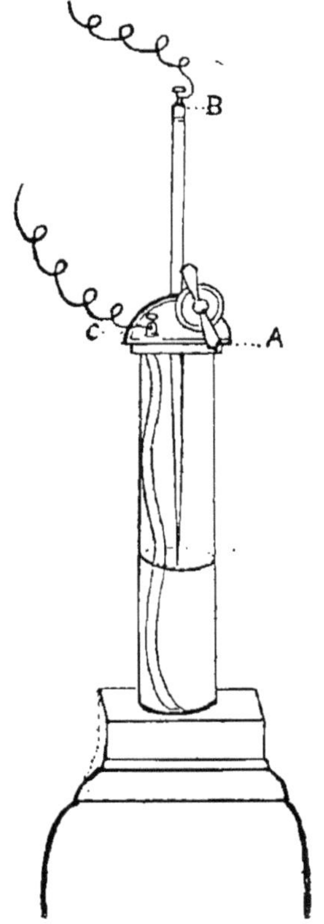

FIG. 10. — Schéma de rhéostat à eau de fortune.

La figure 9 reproduit une très intéressante installation de ce type réalisée *sur accus* à l'Hôpital de Physiothérapie d'Eu (1). Dix postes sont susceptibles

(1) Docteur Bonvoisin et abbé Palfray, *Paris médical*, 26 juin 1915.

d'être simultanément utilisés. Chaque poste comporte (du haut en bas de la figure) : 1° un commutateur; 2° une prise de courant permettant d'intercaler le milliampèremètre unique du tableau dans le circuit d'un poste donné. Dans la figure c'est le poste V qui dispose du milliampèremètre; 3° enfin vient le rhéostat muni en bas d'un inverseur.

Un dispositif ingénieux de la même origine est reproduit dans la figure 10. Il utilise pour le rhéostat à eau le couvercle et la crémaillère d'un irrigateur A et B. Le bas de la crémaillère est scié, on y visse un bout de charbon terminé par un pinceau de soies de verre. Le corps de l'irrigateur est remplacé par une éprouvette de verre. Pour le retour du courant au fil C, il se fait par un charbon monté sur un fil de cuivre. Un tube de caoutchouc protège leur liaison, et empêche le contact avec l'eau acidulée du rhéostat.

Électrodes. — Le courant continu doit être appliqué à l'aide d'électrodes. Elles peuvent être en étain, cuivre nickelé ou aluminium. Il faut en posséder un jeu de dimensions variables. Il est facile de les faire soi-même (fig. 11) en les découpant, en y fixant au centre une borne à écrou (ces pièces et des serre-fils se trouvent dans tous les bazars). La face inférieure de la plaque d'étain est recouverte d'un feutre assez épais (feutre de bourrelier) *débordant partout d'un centimètre*. On le fixe aux quatre coins. On recouvre à volonté de chemises de toiles interchangeables perforées au centre pour le passage de la borne.

Ces électrodes passeront tous les matins avant les traitements dans l'eau bouillante, elles doivent être, pour les séances, bien imbibées, non pas d'eau distillée (trop de R), ni d'eau salée (brûlures possibles), mais d'eau pure.

Une électrode est dite indifférente 150 à 200 et jusqu'à 400 centimètres carrés suivant les indications; l'autre dite active est plus petite, c'est celle où la densité et l'action du courant sont au maximum. Elles

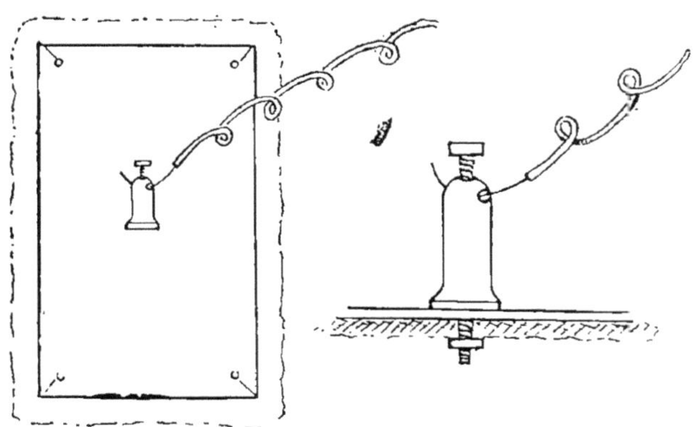

Fig. 11. — Fabrication des électrodes.

doivent d'ailleurs varier de surface suivant l'intensité à employer. Si une application d'intensité forte est faite avec une électrode de trop petite surface, l'application est douloureuse et caustique.

Les grandes intensités de courants galvaniques (100, 200 millis) demandent de très larges plaques actives et indifférentes.

Il faut au contraire une petite électrode active en olive pour les électro-diagnostics (2 à 10 millis).

Un bain local : *pediluve, manuluve,* peut remplacer une des électrodes ou les deux. C'est un excellent

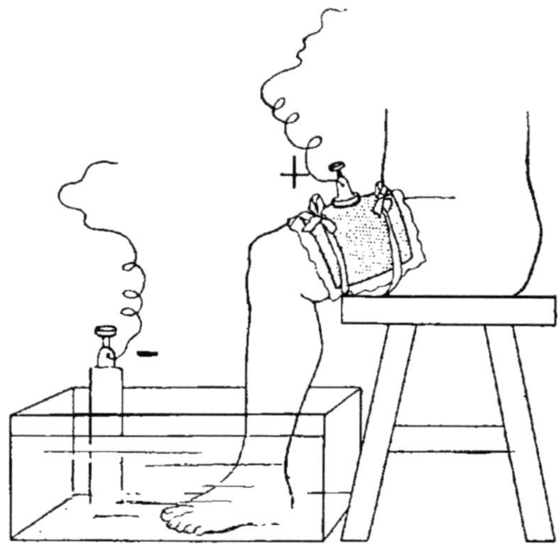

Fig. 12. — Pediluve : traitement d'une ankylose fibreuse de la
cheville.

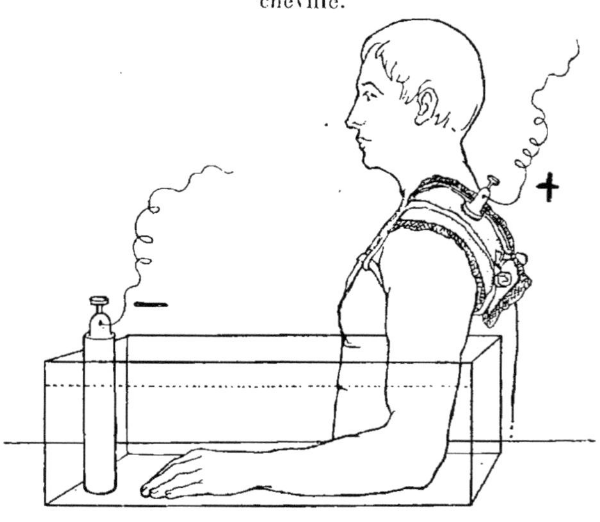

Fig. 13. — Manuluve : traitement d'un cas de paralysie radiale
avec arthrite de l'épaule.

procédé de traitement des névrites et des ankyloses fibreuses (fig. 12 et 13).

Les récipients peuvent être de verre, de faïence. On y amène le courant par un charbon relié par un fil à la source galvanique. Le bain à quatre cellules comporte quatre récipients (bras et jambes), il permet de faire traverser l'organisme entier par le courant. Ne pas employer de grands bains en baignoires et sur secteurs.

Avant de fermer le circuit sur le malade, il faut vérifier les connexions des fils aux plaques, le contact des plaques aux malades. Une écorchure, même légère, une excoriation des téguments doivent être protégées (vaseline ou collodion) car l'application à leur niveau serait assez douloureuse.

Pour le traitement des affections des nerfs et des muscles la règle générale est d'appliquer l'électrode indifférente à la région cervicale, dorsale ou lombaire correspondante. Cette règle souffre des exceptions (fig. 13).

Action des courants continus. Action de l'état variable. — La fermeture, l'ouverture des courants donnent une contraction musculaire brusque, franche, avec sensation de lancinement brûlant, ils peuvent déterminer un phénomène sensoriel (nerfs spéciaux).

Voir le chapitre spécial : électro-diagnostic.

Action de l'état permanent. — Il produit : 1° des phénomènes d'électrolyse ; 2° des actions physico-chimiques.

1° Le courant dissocie les solutions organiques ou inorganiques, il transporte les ions, molécules dissociées.

Les corps basiques sont entraînés vers —, les acides vers +. Si le corps d'un sujet est interposé, il y a pénétration ou non suivant le sens du courant ou l'électrode choisie. Si la peau d'un animal est sous une électrode + imbibée de sulfate de strychnine, la strychnine tend vers — et pénètre dans la circulation de l'animal en expérience. Rien ne se produit si la polarité des électrodes ou le sens du courant sont inverses.

En thérapeutique et par l'emploi des médicaments non toxiques, il est, on le conçoit, impossible de dissocier dans l'ionisation ce qui revient à l'action physiologique du courant continu proprement dit et ce qui revient à la pénétration des ions. Cette pénétration est en réalité très superficielle, c'est une homéopathie en surface.

2° Même sans ionisation, le pôle + est sédatif de la sensibilité (névrites), du spasme, des contractures; sous forme d'application spéciale (électrolyse bipolaire) il est coagulant et très utile au traitement des angiomes.

Thérapeutiquement, le chlorure de lithium, les sels de *quinine* doivent être mis à l'électrode +, l'acide salicylique (salicylates) doit être mis à l'électrode —. On emploie une solution à 1 pour 100 imbibant une plaque large ou remplissant un pediluve ou manuluve, 60 millis pendant un quart d'heure.

Le pôle — est excitant des nerfs moteurs, des fibres lisses et striées et résolutif des inflammations chroniques et des processus cicatriciels et scléreux. En général le courant galvanique développe le muscle, suractive la circulation et la nutrition, résorbe les œdèmes; dans la paralysie infantile, le squelette même d'un membre peut se développer avec la galvanisation. Dans les névrites n'employer que le courant continu à faible intensité : 5 à 20 millis, dix minutes, pôle positif actif au début, puis négatif quand on ne doit plus s'attacher qu'à réveiller l'électrotonus, utiliser *pedi* ou *manuluve*; vaseliner la peau après les séances; des interruptions rythmées peuvent être faites s'il n'y a pas de réactions douloureuses persistantes. Pour les ankyloses, larges plaques ou bains galvaniques négatifs avant mobilisation donner 50 à 60 millis et plus progressivement. Pour les névralgies 60 à 80 millis, pôle positif actif.

Après l'emploi du courant galvanique, on ramène le courant à 0 avant de rompre les connexions, on libère le malade, on n'abandonne pas les zincs en plongée dans les piles.

III. — Production et emploi des courants faradiques.

Le principe de la bobine d'induction est le suivant : on donne à l'appareil un courant faible E (voltage) à forte I (Ampérage). Il rend l'inverse.

Les ondes de rupture ou positives de la bobine d'induction (fig. 1) (les plus actives sur la contractilité) constituent essentiellement le courant faradique. Leur fréquence doit pouvoir être réglée, l'intensité se gradue en enfonçant plus ou moins la bobine induite.

Technique. — Nous emploierons le courant faradique pour la régénération musculaire et l'électro-diagnostic. Nous avons besoin pour cela d'une bobine à gros fil nous donnant un courant de quantité et d'un interrupteur lent. On place le malade avec électrode indifférente bien fixée, on tient en main l'électrode active (tampon avec charbon recouvert de peau de chamois, il est utile d'avoir à portée de la main un verre d'eau pour l'humecter de temps à autre) on place la bobine induite à l'extrémité de sa course pour avoir au début le courant induit le plus faible. On l'engaine ensuite progressivement jusqu'à effet utile, on applique l'électrode active sur chaque muscle au point d'élection, on contrôle sur les muscles sains symétriques si l'on n'obtient qu'une action faible ou nulle. Le muscle sain donne une secousse brève et franche. Il ne faut pas, dans les traitements, dépasser une fréquence maxima de 40 à 60 excitations ou secousses faradiques par minute, et il faut éviter de faradiser trop longtemps le même point. En fatiguant le muscle ou en le tétanisant, on va à l'encontre du but cherché, on détermine des lésions de la fibre musculaire et l'atrophie.

— Le courant faradique peut être rythmé excellemment à l'aide du métronome (Bergonié), de l'onduleur faradique (Zimmern et Turchini) ou de l'onduleur de Laquerrière.

Nous traitons parfois simultanément ici trois blessés (choisis comme demandant sensiblement la même intensité de courant induit) avec le même petit appareil portatif à levier de Gaiffe. Ce procédé est précieux quand pour un grand nombre de traitements en dispose de plusieurs aides mais seulement d'un ou de quelques appareils. Il suffit alors de réunir les extrémités de 3 fils conducteurs à la petite tige métallique que l'on fixe à la borne, ou que l'on enfonce dans le trou de la bobine marqué du signe $+$; on fait de même pour l'extrémité de 3 autres fils destinée à la borne —. On reprend (fig. 14) ensuite deux à deux pour l'utilisation, les fils que l'on a pu choisir par paires, de couleurs distinctes.

Nous avons parlé accessoirement de la polarité des bornes de la bobine, elle existe cependant et les excitations d'un nerf ou d'un muscle par l'électrode reliée à la borne négative sont, toutes choses égales d'ailleurs les plus fortes.

Le courant de Watteville est une combinaison du courant faradique et galvanique.

La bobine à fil fin jointe à toute boîte faradique

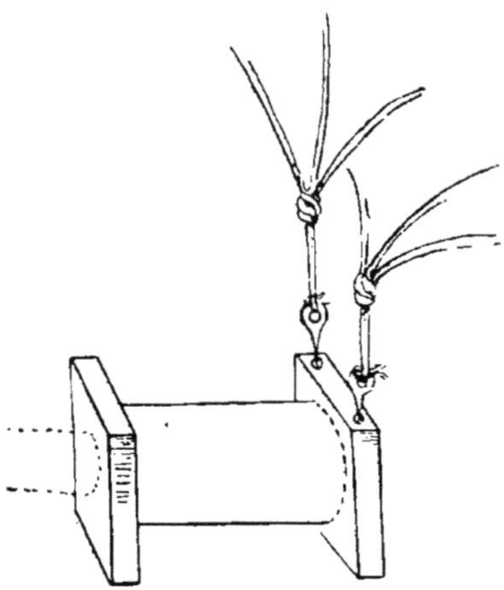

Fig. 14. — Utilisation d'un appareil faradique pour 3 traitements simultanés.

de bon constructeur donne du courant de tension, elle a de tout autres indications que la bobine à gros fil. Elle peut être utile avec un trembleur rapide pour le traitement des névralgies, des névroses, des algies musculaires. On emploie pour les névralgies la révulsion par le pinceau métallique appliqué sec sur la peau sèche.

On ne traitera jamais une atrophie musculaire, quelle qu'en soit la cause, par le courant de la bobine à fil fin.

IV. — Courants de haute fréquence. Statique.

Haute fréquence. — Ce sont des courants de haute tension (dizaine de milliers de volts) et de haute fréquence (un million d'alternances et plus par seconde).

Ces courants sont obtenus par la décharge d'un condensateur à travers un conducteur de faible résistance mais ayant une certaine self-induction. Le condensateur c'est une bouteille de Leyde. Définissons la self-induction. Nous connaissons la bobine d'induction, elle possède deux enroulements : l'un inducteur, l'autre induit. Il se produit également une induction de spire à spire dans le primaire, cette auto-induction contrarie le courant croissant, et accentue le courant inducteur rompu. C'est une force d'inertie. Dans la haute fréquence cette force produit dans le conducteur à faible résistance connexe des oscillations brusques et rapides, comme ferait, dans deux réservoirs largement communicants et très inégalement remplis, l'ouverture d'une vanne qui équilibrait momentanément le liquide. Les oscillations de potentiel électrique sont comparables aux oscillations de l'eau, elles constituent la haute fréquence ; le niveau le plus élevé est le pôle positif, les deux réservoirs sont les deux armatures du condensateur. Les oscillations se succèdent sans interruption ni affaiblissement si l'on peut recharger le condensateur, c'est-à-dire rendre de nouveau les niveaux des réservoirs très inégaux.

L'emploi de la haute fréquence ou d'Arsonvalisation peut être général, ainsi la cage, le lit condensateur, ou local, ainsi les effluves ou étincelles. Ces courants ne donnent aucune excitation des nerfs ni des muscles dans les applications générales, alors que des lampes placées dans le circuit s'éclairent ; ils ont un effet anesthésique, abaissent la pression sanguine par inhibition du système vasomoteur, activent les combustions (chaleur, augmentation de l'urée et du coefficient uro-toxique).

Les applications locales se font par résonateurs (hélices, bobines ou spirales) débitant de l'effluve ou des étincelles. Ce sont (Nogier) des applications *de tension*, par opposition aux applications de *quantité* (lit condensateur, auto-conduction). Dans celles-ci l'intensité peut atteindre plusieurs centaines de milliampères.

Les étincelles appliquées sur le rachis, donnent une élévation très nette de la pression sanguine. Sur les articulations et muscles, elles modifient heureusement les arthralgies, arthrites, lumbagos, névralgies.

La haute fréquence sert également à la production d'ozone (muqueuses bronchique et respiratoire, nutrition générale).

Électricité statique. – Les machines statiques donnent un haut potentiel et un faible débit. La machine de Wimshurt est bien connue.

Par l'étincelle, assez douloureuse (employer pour l'atténuer des excitateurs médiats), on peut agir sur la contraction musculaire, provoquer la vaso-dilatation, guérir certaines affections cutanées; mais surtout par les bains statiques, au point du vue qui nous intéresse on peut agir sur la nutrition, calmer l'insomnie et l'éréthisme nerveux. Ces modifications s'accompagnent d'élévation de température et d'augmentation de la tension artérielle.

V. — Électro-diagnostic. — Diagnostic et traitement des lésions des nerfs, des muscles, des articulations.

Nous aurons surtout dans les blessures de guerre à traiter des lésions des nerfs, des muscles, des articulations.

Nous avons pu constater la grande fréquence des lésions nerveuses : section partielle ou complète, lésion par fracture ou cal, compression par cicatrice fibreuse, atrophie suite d'immobilisation. La plupart des cas de lésions musculaires ou nerveuses relèvent de ces quatre processus.

Ils ressortissent à des applications de l'électrothérapie distinctes.

Or, ce qu'on appelle l'*électro-diagnostic* nous renseigne sur l'état des nerfs et des muscles et nous indique le pronostic et le traitement. Qu'est-ce donc que l'*électro-diagnostic*?

Normalement. — L'état variable du courant galvanique et l'onde de rupture de la bobine d'induction déterminent dans les muscles et les nerfs *en des points d'élection* appelés points moteurs, une contraction brève et rapide en éclair (1).

Chaque état variable du courant galvanique donne une secousse. En augmentant progressivement le courant de 0 à 10 millis, si l'on pratique des interruptions et des renversements, la première secousse qui apparaît est donnée par N. F. (fermeture du pôle négatif), c'est-à-dire quand on établit le passage du courant, quand on le ferme sur le malade à l'aide d'une électrode négative active appliquée au point d'élection ; ensuite vient la secousse donnée par P. F. (fermeture du pôle positif), puis par P. O. (ouverture du pôle positif), enfin par N. O. C'est donc pour la secousse N. F. qu'il faut le moins de millis à l'électrisation du muscle normal, ou si l'on préfère c'est N. F. qui donne la secousse la plus forte pour une quantité de millis donnée. Ceci est la normale.

Anormalement. — Il peut y avoir des variations quantitatives et qualitatives :

1° *La contraction peut être plus ou moins forte.* — Il peut y avoir hypo ou hyperexcitabilité faradique ou galvanique. Le muscle sain réagissant du côté normal avec 5 ou 6 millis, le muscle symétrique malade en demande 8 par exemple toutes conditions semblables d'ailleurs.

2° *La contraction peut être altérée.* — La secousse devient *tardive, lente, vermiculaire.* Cette modifica-

(1) Nous devons à l'obligeance de M. le professeur Bergonié, qui a autorisé la reproduction de ses tableaux si connus, et à celle de M. le docteur Lachaud qui en a fait faire le tirage réduit les figures de points moteurs de ce manuel (fig. 15 à 21).

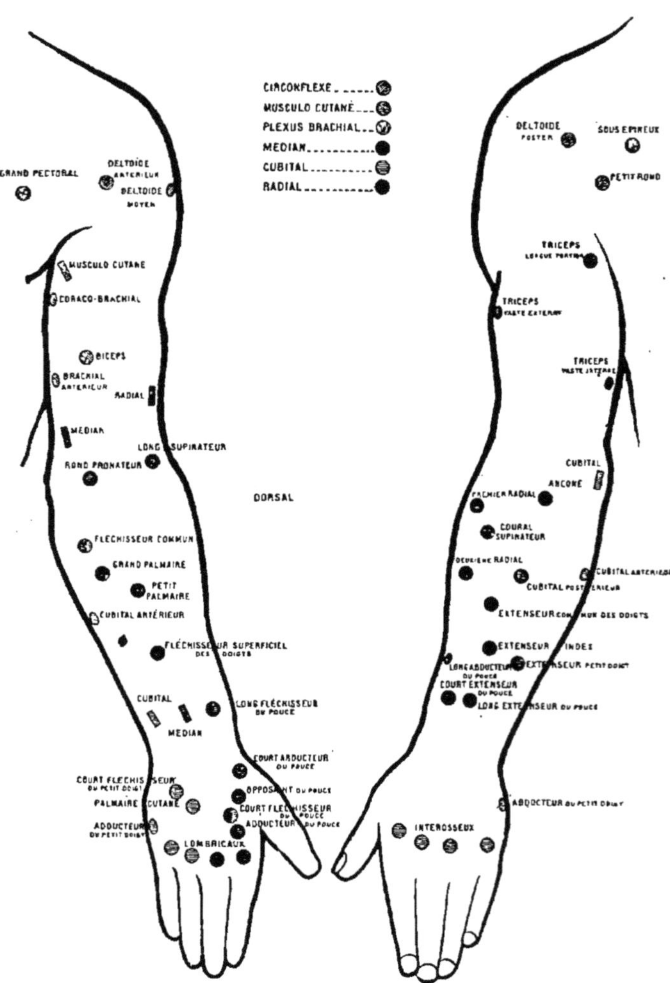

Fig. 15 et 16. — Points moteurs de Bergonié.

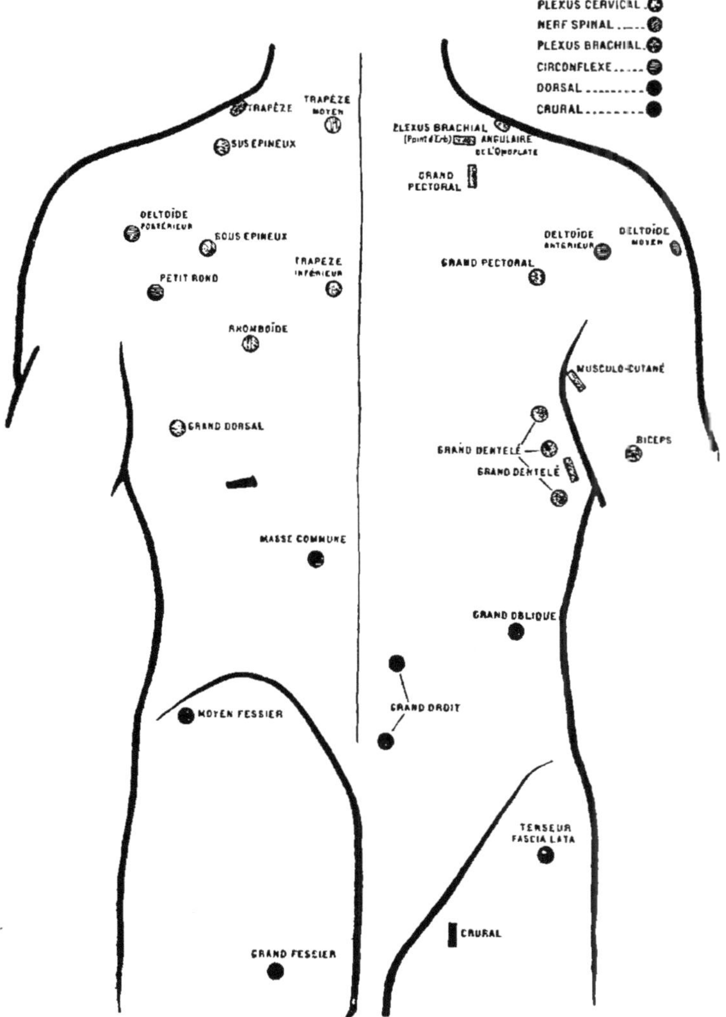

Fig 17. — Points moteurs de Bergonié.

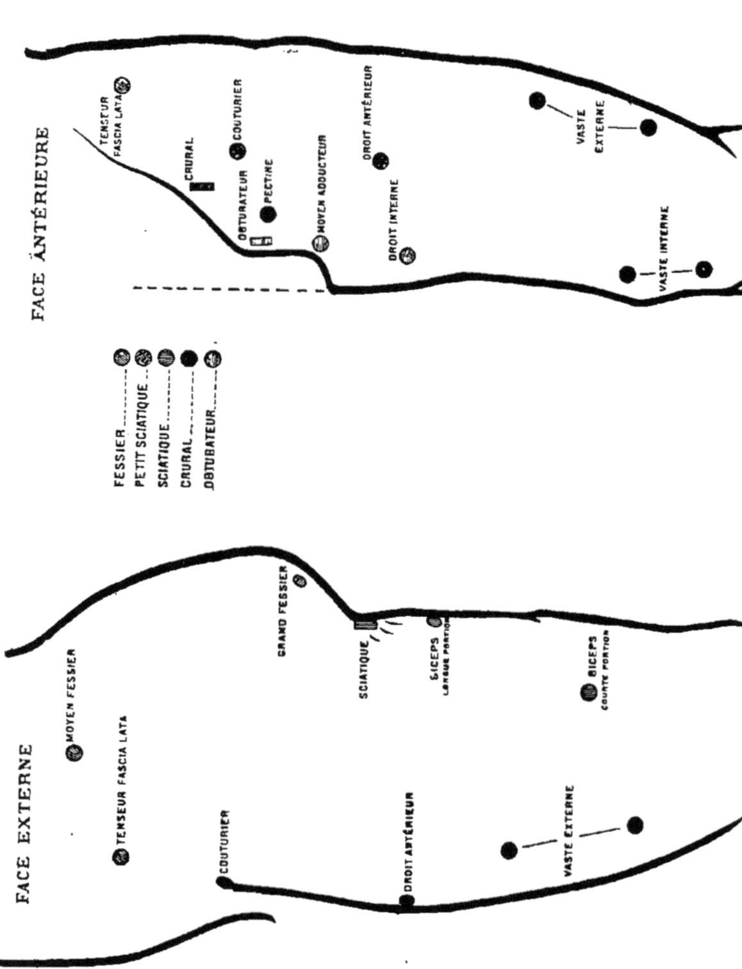

Fig. 18 et 19. — Points moteurs de Bergonié.

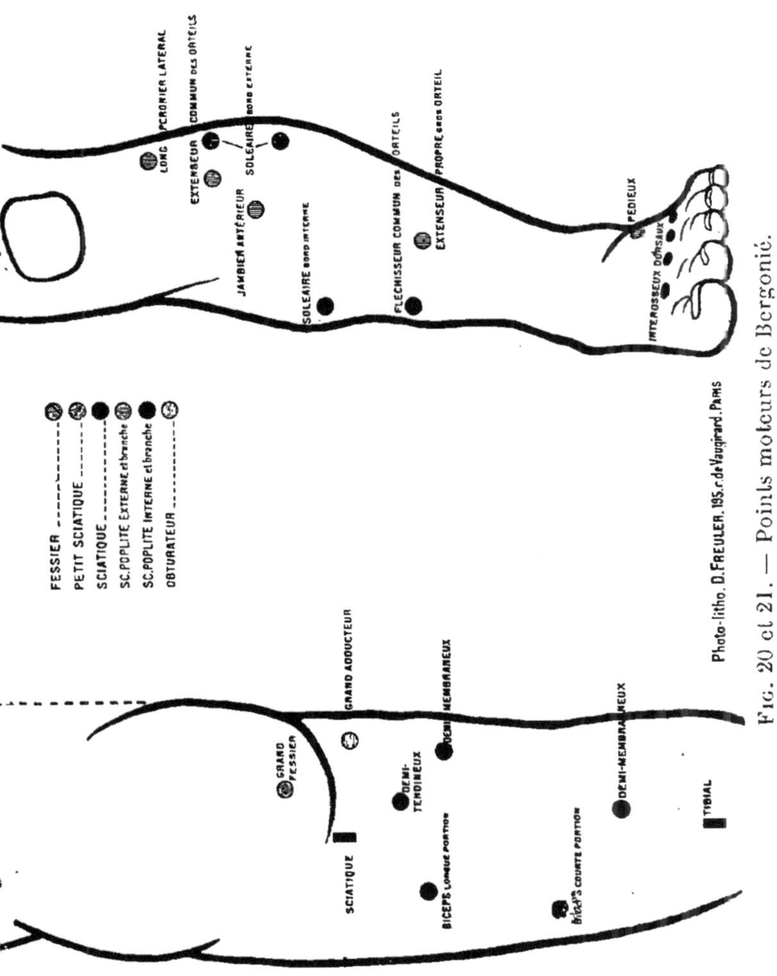

Fig. 20 et 21. — Points moteurs de Bergonié.

tion est capitale, nécessaire et suffisante pour parler de R. D. (Réaction de dégénérescence).

3° Enfin et plus accessoirement, l'ordre des secousses peut être modifié. D'abord ce n'est plus N. F. qui apparaît comme première secousse mais aussi bien P. F. c'est *l'égalité polaire*. Puis à un degré plus accentué P. F. apparaît d'abord, c'est alors *l'inversion*.

Réaction de dégénérescence.— *La réaction de dégénérescence* R. D. *au début* ou incomplète est constituée par l'affaiblissement du faradique et la secousse galvanique plus lente et tendant à l'égalité polaire.

La réaction de dégénérescence complète est caractérisée par l'inexcitabilité faradique et la contractibilité galvanique anormale : vermiculaire, inversée. Parfois, il y a disparition de la contractilité galvanique au point moteur et réaction longitudinale, c'est-à-dire qu'il faut pour obtenir des contractions prendre les deux extrémités du muscle entre les deux électrodes. A un degré moindre, on observe seulement comme un déplacement du point moteur vers le tendon d'insertion inférieure du muscle. La guérison de la névrite ou son évolution favorable donnent au contraire un déplacement en sens inverse : le point moteur semble alors remonter à son siège normal.

La réaction de dégénérescence doit être recherchée de la manière suivante : l'électrode indifférente est placée dans le dos du malade, bien humectée et assujettie, connexions vérifiées. Un examen clinique soigneux a permis de reconnaître les attitudes anormales, déformations, atrophies, parésies ou paralysies d'un groupe musculaire ou de muscles isolés.

On place alors symétriquement le membre malade

et le membre sain en état de relâchement musculaire. On pratique une première exploration par le courant faradique en excitant les différents points moteurs avec la petite électrode de charbon en forme d'olive, recouverte de peau de chamois et très humectée.

S'agit-il par exemple du blessé M..., atteint de paralysie cubitale avec R. D. nous observerons les phénomènes suivants :

Alors que l'excitation du nerf cubital au coude fait apparaître du côté sain des contractions musculaires tres nettes dans le territoire de ce nerf et ce, pour une position donnée de la bobine induite, au contraire, du côté lésé, toutes conditions égales d'ailleurs, il n'apparaît que quelques contractions faibles au niveau du cubital antérieur et de l'adducteur du pouce. Les points moteurs du court adducteur et du court fléchisseur du petit doigt donnent des réactions à peine perceptibles ; le palmaire cutané, les interosseux dorsaux ne donnent aucune réaction, même pour un engainement très prononcé de la bobine induite. Avec le courant galvanique nous n'observons de contractions au niveau du cubital antérieur et de l'adducteur du pouce qu'avec une intensité de 7 ou 8 millis, alors que 4 et 5 millis suffisent du côté normal, mais surtout il y a d'importantes modifications qualitatives de la secousse.

Celle-ci apparaît une fraction de seconde après l'excitation, elle ondule, se traîne et disparaît, on a pour ainsi dire le temps de la suivre ; au contraire, du côté normal, elle est immédiate, brève, en éclair Enfin, au niveau des interosseux on n'obtient par exemple, dans le cas choisi : Blessé M..., aucune réac-

tion. Il est inutile d'insister, on peut faire le diagnostic de R. D. et porter au point de vue du rétablis-
sement des fonctions du membre un pronostic grave.
Cependant et bien que nous voyions en général les
blessés longtemps après l'accident initial (3 et 4 mois)
il ne faut pas, même dans ces cas, considérer la R. D.
comme fixée et invariable. Ces malades ne doivent
pas être, je ne dis bien entendu pas abandonnés,
mais même négligés pour le traitement en apparence plus riche d'espoirs de cas de R. D. partielle.

Ces deux sortes de cas sont d'ailleurs justiciables
d'un traitement commun, c'est la galvanisation quo-
tidienne, maintenue et répétée à faibles intensités et
appliquée surtout au moyen du pediluve et du manuluve sans secousses. Plus tard seulement pourront
être faites des interruptions rythmées.

Il y a encore beaucoup à espérer d'un traitement
de ce genre soutenu, prudent, maintenu pendant des
semaines et des mois. Ce serait une belle tâche pour
un physiothérapeute de grouper ces cas de névrites
graves, de sections nerveuses non opérées ou sutu-
rées, en apparence avec résultat médiocre ou nul, et
d'obtenir ne serait-ce que quelques succès complets
pour beaucoup de longs efforts. Il semble qu'il fau-
drait, pour y arriver, répartir particulièrement ces cas
graves dans des formations sanitaires spéciales; mais
je ne puis insister davantage ici sur mes idées personnelles à ce sujet.

D'une façon générale et pour nous résumer, il faut
considérer que 2 à 3 semaines après le traumatisme,
la R. D. est à son début; il y a des évolutions aiguës
(en cinq semaines par exemple). Elles sont caracté-

ristiques des lésions graves. Mais une R. D. partielle peut subsister longtemps et aboutir quand même à la R. D. complète. L'indication opératoire actuellement admise (Sicard) est la suivante : il faut intervenir quand, au début du troisième mois, persiste une paralysie complète dans un territoire nerveux. Nous ajouterons qu'il en est de même si l'on observe auparavant la constitution progressive d'une R. D. aiguë ou l'évolution d'une R. D. lentement croissante.

Pronostic. — L'électrisation d'un nerf lésé, pratiquée sur le *nerf à nu* au cours d'une intervention chirurgicale au moyen d'électrodes stérilisables (Marie et Meige) a donné des résultats plus ou moins concordants avec l'électrodiagnostic proprement dit. Néanmoins Sicard reconnaît la possibilité de fibres nerveuses à myéline normale conservées au niveau de points où l'électrode ne provoquait aucune réaction. A. Léri (1) estime que tout nerf « qui a conservé à peu près sa forme normale, si dense, si épais, si ancien que soit le tissu fibreux cicatriciel qui l'enserre, conserve presque toujours un certain degré de conductibilité électrique et très souvent une conductibilité très bonne ».

On notera que ces résultats de l'électrisation directe étaient obtenus sur des cas graves à paralysie cliniquement complète et sans tendance à l'amélioration.

Ces observations, en dehors des déductions de prudence chirurgicale qu'elles comportent, légitiment de très longs traitements.

On conçoit donc qu'un examen électrique unique et

____

(1) *Paris médical*, 26 juin 1915.

isolé n'apporte que des notions insuffisantes... « il en est en somme de la R. D. comme d'une courbe de température »... Zimmern (1). Les indications fournies par l'examen de la sensibilité n'ont qu'une valeur relative et inférieure à celle que donne l'examen de la motricité et de l'électro-tonus, la récurrence sensitive étant iudéniable, alors que la récurrence motrice est toujours nulle et la récurrence électro-tonique, « peut être possible, mais toujours faible ». Sicard (2). Nous ne concevons même pas bien la nécessité de la récurrence électrotonique si nous admettons que la lenteur de la secousse est ce qui caractérise la R. D. Notons ici que Cottenot et Reinhold ont récemment décrit une réaction électrique particulière observée au cours de la régénération des nerfs. Elle consiste en une réaction de dégénérescence typique des muscles, avec disparition de l'excitabilité du nerf au-dessous de la lésion et d'autre part en la possibilité paradoxale d'obtenir des secousses normales brusques dans le territoire de R. D. par excitation du nerf audessus de la lésion. Cette réaction confirmerait l'hypothèse de Babinski. La secousse lente serait la réaction propre de la fibre musculaire isolée (conducteur nerveux inexcitable). L'excitation propre du nerf sain au-dessus de la lésion donne au contraire la secousse brusque transmise jusqu'au muscle. Un début de régénération peut la faire réapparaître.

Diagnostic. — La réaction de dégénérescence traduit une lésion du neurone périphérique (cellule des

(1) *Presse médicale*, 15 avril 1915.
(2) *Presse médicale*, 25 janvier 1915.

cornes antérieures, nerfs ou ramifications)... Elle appartient donc aux polyomyélites ou névrites. Cette réaction ne se produit pas dans les lésions cérébrales, elle peut de même permettre d'éliminer une lésion pyramidale, un mal de Pott fruste, une paralysie hystérique, une myopathie primitive, enfin de reconnaître la simulation.

Traitement. — En dehors des cas de névrite évidente avec R. D. déjà envisagés, une suspicion de réactions anormales doit faire uniquement employer d'abord les courants galvaniques (pôle négatif, 10 à 15 millis, 10 minutes). Un nouvel examen réitéré 15 jours après nous fera maintenir ce traitement ou employer les secousses galvaniques, rythmées cu ondulées; plus tard faradisation à gros fil, secousses lentes, rythmées. On évitera de faradiser les muscles antagonistes.

Il y a quatre façons de *nuire aux blessés* en employant le courant faradique. Il est donc d'une extrême importance d'insister, au risque de·répétitions, sur ce qu'il faut *ne pas faire :*

— *Il ne faut pas* traiter par le courant faradique une névrite avec R. D. même partielle.

— *Il ne faut pas* traiter une atrophie musculaire, quelle qu'en soit la cause, par le courant de la bobine à fil fin.

— *Il ne faut pas*, dans l'emploi de la bobine même à gros fil, dépasser sensiblement 50 à 60 excitations par minute.

— *Il ne faut pas* faradiser trop longtemps de suite le même point.

Contrairement aux atrophies névritiques, *les atrophies musculaires simples*, suite d'immobilisation, peuvent être traitées d'emblée par le courant de Watteville, ou par le courant faradique. Cas types : atrophies du deltoïde par simple contusion de l'épaule, atrophie du quadriceps, suite de fracture rotulienne. Ne pas cependant faradiser trop longtemps le même point. Séances courtes.

Le rhumatisme musculaires en général : myalgies, lumbagos, torticolis et les névralgies demandent des courants continus (larges électrodes, 40 à 50 millis) et l'étincelle de haute fréquence ou statique.

Les atrophies musculaire d'origine articulaire peuvent présenter des réactions électriques anormales, alors galvanisation rythmée.

Les empâtements périarticulaïres, les ankyloses fibreuses ressortissent à la galvanisation (40 à 50 millis pôle négatif actif). On pourra utiliser les bains d'eau salée, 10 p. 100, bain négatif actif ; pour le genou, l'épaule, la hanche, on prendra de larges plaques, moulant aussi exactement que possible l'articulation. On fera passer 20 à 50 millis, suivant la surface cutanée, pendant 20 à 30 minutes, tous les 2 jours ; on surveillera l'état de la peau (vaseline après les séances), on espacera ensuite celles-ci.

Employer aussi les courants de haute fréquence, et la faradisation des muscles périarticulaires.

Les lésions inflammatoires en évolution contre-indiquent le traitement électrique.

Nous verrons encore comme blessés de guerre, des malades atteints de névrites infectieuses ou de névralgies tenaces, ou de paralysies à frigore.

La névrite sciatique douloureuse demande la galvanisation positive à hautes intensités. Il faut une grande électrode + de forme appropriée à la région, le pied est placé dans un bain négatif, 40 à 80 millis pendant un quart d'heure. On peut employer aussi les étincelles de haute fréquence.

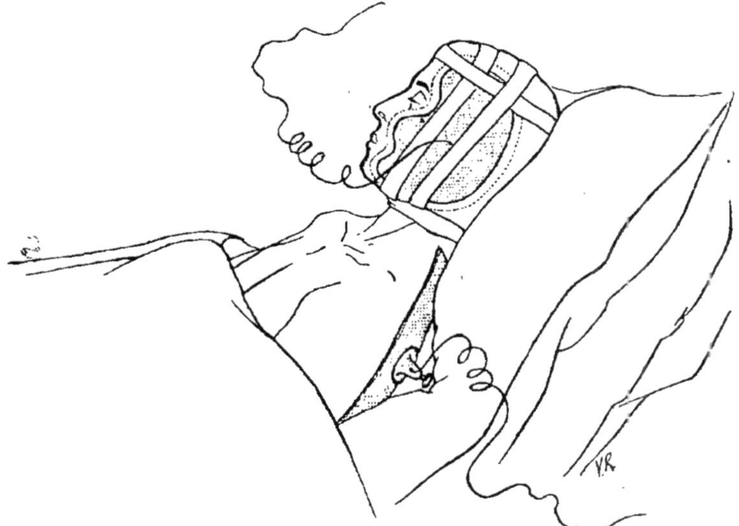

Fig. 22. — Électrode spéciale pour la paralysie faciale.

La névralgie du trijumeau nécessite une électrode de forme spéciale fabriquée pour le malade, embrassant bien les points douloureux. Aller jusqu'à 1 milli par centimètre carré de plaque (Guilleminot), pôle +.

Notons que dans la polynévrite saturnine la R. D. est en général précoce et complète ; qu'elle est incomplète dans les polynévrites alcooliques et manque dans la polynévrite diphtérique. Dans ce cas la paralysie du voile du palais peut être traitée assez rapidement par la faradisation directe (Électrode courbe spéciale de Bordier).

La R. D. est très variable dans les polynévrites grippale, typhique. Nous en avons ici, un cas (malade R...) où les lésions limitées et curables n'atteignent que le groupe antéro-externe de la jambe gauche. Le traitement varie suivant les réactions de l'électro-diagnostic.

La règle est la même pour la *paralysie faciale* d'origine périphérique (facial supérieur et inférieur pris, avec R. D. plus ou moins accentuée). On peut employer pour la traiter une électrode spéciale copiée sur celle que Bergonié a indiquée pour la névralgie du trijumeau (fig. 22).

On suivra pour ce traitement les règles générales du traitement des névrites.

Hémiplégie. — Leduc a préconisé pour ces cas la galvanisation cérébrale. Il faut (Nogier) éviter toute variation brusque de l'intensité du courant ; donc pas de collecteurs d'éléments, un réducteur de potentiel est nécessaire. On place une large électrode négative, médiane et symétrique sur le front. L'électrode indifférente est à la nuque. On fait passer 20 à 30 millis, très progressivement croissants et décroissants pendant 20 minutes, y compris le retour lent à 0.

Pour les membres, on utilise la galvanisation (pedimanuluve pour le côté hémiplégié, donc 2 charbons, 2 bains, pas d'électrodes). Il suffit de faibles intensités.

La faradisation devra être très prudente et seulement pratiquée en l'absence de toute hyperexcitabilité ou menace de contracture. Celle-ci est malheureusement toujours à prévoir, on doit, si elle menace, ne plus faire que de la galvanisation.

VI. — Occlusion intestinale, lavement électrique.

Nous devons envisager la demande qui nous sera certainement faite de lavements électriques pour des blessés ou des malades atteints d'occlusion intestinale.

Ce traitement urgent est heureusement très susceptible d'être réalisé avec des moyens de fortune. Il suffit en effet d'une boîte galvanique portative, d'un laveur et d'une sonde rectale souple ou d'un tube en caoutchouc.

Si nous n'avons pas la sonde intestinale spéciale de Boudet, nous pourrons en faire une en introduisant un tube métallique dans la sonde rectale et en l'arrêtant à 3 centimètres de son extrémité. La sonde ainsi métallisée (fig. 23) sera mise en communication avec le tube du laveur C en assurant l'étanchéité.

On remplit alors le récipient d'eau salée tiède (2 litres, 20 à 30 grammes de sel). Le malade est étendu sur le dos, les jambes repliées ; on place une large électrode abdominale (300 cmq.) très imbibée d'eau chaude, sur le ventre ; on relie cette plaque au pôle négatif de la boîte galvanique ou du poste.

On introduit la sonde métallisée enduite de vaseline, on fait pénétrer à faible pression 300 à 500 centimètres cubes d'eau salée. On débite alors le courant galvanique doucement, de 0 à 50 millis, pendant 5 minutes, tout en continuant l'irrigation intestinale

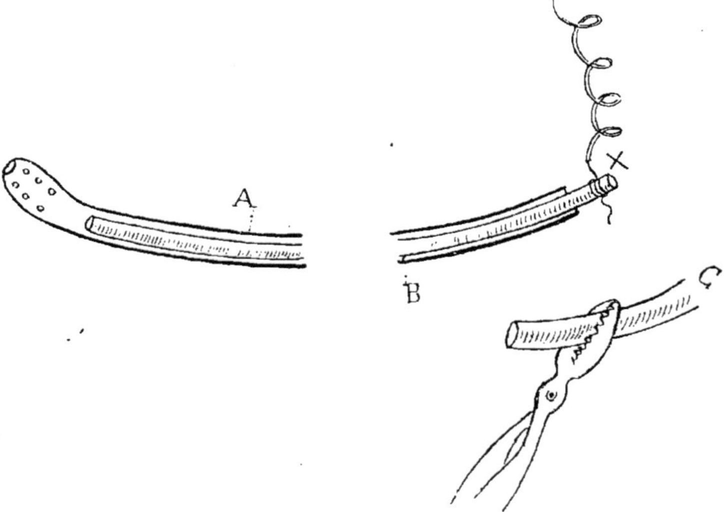

Fig. 23. — Sonde pour lavements électriques.

lente. Il faut graduer celle-ci pour qu'un litre et demi d'eau pénètre dans l'intestin en 20 minutes. Ainsi, on utilise « comme électrode active la masse d'eau portée dans l'intestin ». (Zimmern.) On évite en même temps tout contact direct au niveau de la muqueuse intestinale (tuyau métallique plus court que la sonde), et d'autre part on ne peut redouter aucune action caustique « par une petite quantité d'eau salée emprisonnée dans un repli intestinal » (Nogier), puisqu'il y a irrigation continue.

Après être monté de 0 à 50 millis en cinq minutes, on ramène le courant à 0, on le renverse, et on rétablit lentement la même intensité. Il est nécessaire pendant ces débuts de demander au malade de résister aux premières sensations de besoin d'expulsion qu'il ressent. On fait trois manœuvres identiques de 0 milli à 50 et retour à 0, on termine la dernière par quelques interruptions rythmées et renversées, les interruptions étant faites à 20, 30 ou 40 millis suivant la tolérance du malade. La durée totale du traitement ne dépasse donc pas 20 minutes. Il se produit dans les cas favorables de fortes contractions intestinales (on revient à 0, on retire la sonde) suivies de débâcle. En cas d'insuccès, s'il ne s'agit pas d'occlusion aiguë grave, si l'état général n'a pas baissé, un second lavement peut être donné six à huit heures après le premier.

On aura toujours, pendant ce temps, prévu et préparé l'intervention chirurgicale.

VII. — ÉLECTRO-DIAGNOSTIC DES LÉSIONS DE L'OREILLE INTERNE.

Nous aurons malheureusement à observer nombre de cas de surdité par blessures de guerre. Seule la surdité névropathique pourra être assez facilement traitée et guérie par les moyens simples (faradisation, galvanisation) dont la plus petite installation d'électrothérapie dispose.

Il est facile de faire pour ces cas une petite électrode auriculaire métallique, modèle de fortune reproduisant l'électrode auriculaire de Roumaillac. On prendra une petite tige métallique terminée par un renflement en bouton (fig. 24, A) et traversant un petit rectangle de bois B ; on la recouvrira de vernis isolant ou de caoutchouc sauf à son extrémité, ainsi la partie terminale C est seule conductrice. Il suffira de l'entourer d'ouate bien imbibée et un peu serrée. Cette électrode active est introduite dans l'oreille et reliée au pôle négatif pour le traitement de la surdité névropathique. La plaque indifférente est mise à la nuque. Cinq millis, dix minutes. On peut encore employer la faradisation.

Ces traitements ne devront être entrepris qu'après avis autorisé d'un spécialiste. « L'électricité, dit Lermoyez, a sur le labyrinthe lésé une action soit nulle, soit nuisible. » Ceci nous amène à la question de l'électrodiagnostic.

L'*électrodiagnostic* sera en otologie un élément important du diagnostic clinique. Il est essentiellement basé sur les variations du phénomène normal connu sous le nom de vertige voltaïque (Babinski).

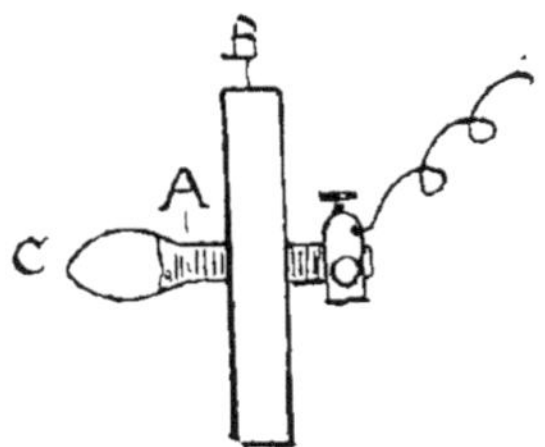

Fig. 24. — Électrode auriculaire.

1. Normalement, si l'on applique deux électrodes un peu en avant des tragus ou aux tempes, maintenues par un bandeau et laissant la tête libre et droite, le passage de 2 à 3 millis donne une sensation de vertige. Si l'on augmente un peu l'intensité du courant jusqu'à 5 à 6 millis, le sujet *tourne* et incline la tête du côté du pôle positif et il y a nystagmus. L'inversion des pôles donne comparativement, à droite et à gauche, deux inclinaisons et rotations égales.

Une surdité feinte ou hystérique, une lésion n'intéressant pas le labyrinthe, ne modifient pas le vertige voltaïque normal.

II. Une otite interne, un traumatisme cranien avec lésions labyrinthiques, une commotion labyrinthique sans traumatisme direct (gaz d'explosions), une tumeur cérébrale donnent ou peuvent donner les deux modifications suivantes :

1° Le vertige n'apparaît qu'avec des intensités galvaniques plus grandes (environ 10 millis) ;

2° Il y a inégalité d'inclinaison et de rotation ; si la lésion est unilatérale, le déplacement est maximum du côté de cette lésion ; si la lésion est bilatérale, le déplacement est maximum du côté de la lésion maxima.

III. Enfin, la destruction du labyrinthe, la dégénérescence du nerf acoustique par commotions labyrinthiques graves (bombes dans les tranchées, explosions de mines), ne permettent pas d'obtenir le vertige voltaïque même pour 8, 10 millis ou plus, si le malade tolère ces intensités.

« L'apparition *retardée* d'une surdité par commotion labyrinthique n'implique pas nécessairement le soupçon de simulation. » (Lermoyez.)

TABLE DES MATIÈRES

4029. — Tours, imprimerie E. ARRAULT et Cie.

MÉDECINE MILITAIRE

BARTHÉLEMY. — Examens de l'œil, au point de vue de l'aptitude au service militaire, in-8, cart., avec figures, 1903, 5 fr.

La méthode que l'auteur préconise est posée avec beaucoup d'ordre et de clarté ; elle fait une large part aux épreuves objectives, les seules auxquelles il est indispensable d'avoir recours dans le milieu militaire, si l'on veut obtenir un résultat précis.

BARTHÉLEMY et Capitaine EYCHÊNE, du 24ᵉ bataillon de chasseurs à pied. — **Sac lombaire et allégé.** Du chargement du fantassin, ses rapports avec le développement de la tuberculose dans l'infanterie ; nécessité d'adopter le chargement lombaire et d'alléger le poids du sac et de l'équipement militaire. Moyen d'y parvenir, in-8, 1904, avec 17 figures, 2 fr.

BARTHÉLEMY. — Alimentation du soldat, in-8, 1907, avec figures et tableaux, 1 fr. 25.

BAUDOUIN. — Hygiène militaire. La question du roule-sac devant l'opinion, in-8, 1906, 1 fr.

BONNETTE. — Dangers des tirs à blanc. Effets dynamiques et vulnérants des cartouches à fausses balles, in-8, 1907, avec nombreuses figures, 5 fr.

BONNETTE. — Le coup de chaleur dans les pays tempérés, sa fréquence dans l'armée, causes, prophylaxie, traitement, in-8, 1905, 2 fr. 50.

GIRARDOT. — Petit traité de l'art de se soigner les pieds, à l'usage de l'armée, in-18, 1909, avec figures, 3 fr.

ICARD. — Le danger de la mort apparente sur les champs de bataille. Moyen de détermination, in-18, 1905, 2 fr. 50.

SAGRANDI. — Guide professionnel et technique à l'usage des membres des sociétés d'assistance aux malades et blessés des armées de terre et de mer, in-18, avec 31 figures, 1903, 4 fr.

Dʳ J.-J. MATIGNON

Ex-Attaché à la Légation de France en Chine

- - ENSEIGNEMENTS MÉDICAUX - -
DE LA GUERRE RUSSO-JAPONAISE

Avec cartes, plans, croquis, schémas et photographies de l'auteur. — In-8, 1907 . . . . **12** fr.

Le théâtre de la lutte. — Hygiène générale. — Alimentation du soldat. — Habillement. — Equipement. — Organisation du service de l'avant. — Hygiène du champ de bataille. — Transports. -- Evacuations. — Hôpitaux d'étapes. — Hôpitaux de territoire. — La Croix-Rouge japonaise — Désinfection de troupes, etc.

Docteur Roger HYVERT

Vade = Mecum de Poche

DU JEUNE PRATICIEN ET DU REMPLAÇANT

Guide de Thérapeutique Clinique

et de Médecine Professionnelle

Vol. in-18 cart., 4 édition, 1912 . . . . **5 fr.**

Par son volume, par sa précision, par la variété des formules, la 4ᵉ édition de ce livre peut encore rester sous ce titre. Mais si les formulaires laissent le débutant indécis sur la valeur des conseils donnés, le *Vade-mecum* en diffère par le *choix* des formules, par le contrôle de leur efficacité.

Très documenté, ce livre, grâce à des notes personnelles ou non et grâce à une rubrique de thérapeutique générale, permet aux lecteurs plus expérimentés de prescrire en toute liberté, en s'inspirant, sans les copier, des données les plus récentes de la science.

Le *Vade-mecum* reste un guide très sûr pour le débutant, mais il devient aussi un memento pratique, documenté et éclectique. dont les éditions désormais régulières seront attendues par tous les praticiens.

R. HYVERT

Pathologie Interne et Diagnostic

GUIDE DE MÉDECINE PRATIQUE

In-8, cartonné, 1914 . . . . **6 fr.**

Le programme de l'auteur pour ce nouveau livre, comme pour ceux qui l'ont précédé, reste le même : dans un manuel assez complet de pathologie interne résumer tout ce que le praticien et l'étudiant peuvent mais ne doivent pas oublier. Les formulaires sont nombreux, mais il n'existe pas actuellement de résumé de pathologie interne et de diagnostic. C'est un livre de praticien pour les praticiens

R. HYVERT

Description, Emploi, Valeur en Clientèle

DES TRAITEMENTS NOUVEAUX

MÉDICAMENTS — MÉDICATIONS

SPÉCIALITÉS PHARMACEUTIQUES

In-8, cartonné, 1914 (4ᵉ édition) . . . . **4 fr.**

BIBLIOTHEQUE NATIONALE DE FRANCE
3 7531 04113926 3